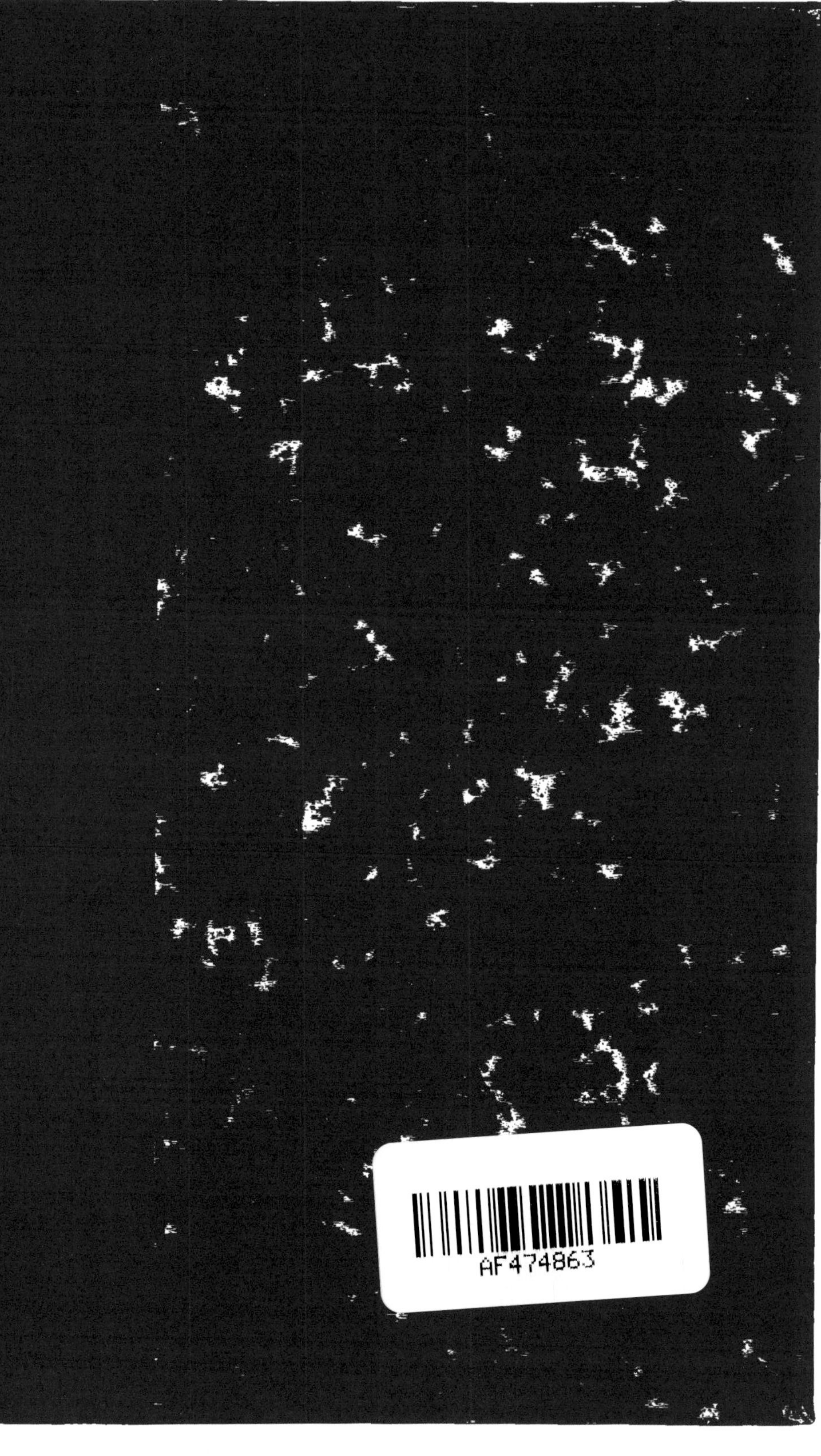
AF474863

DE LA

STRUCTURE DES RACINES

DES NERFS SPINAUX

OUVRAGE DU MÊME AUTEUR

Études photographiques sur le système nerveux de l'homme et de quelques animaux supérieurs, d'après les coupes du tissu nerveux congelé, un volume in-8, et atlas de XVI planches : prix 170 fr.

PARIS. — IMPRIMERIE DE E. MARTINET, RUE MIGNON, 2.

DE LA

STRUCTURE DES RACINES

DES NERFS SPINAUX

ET

DU TISSU NERVEUX DANS LES ORGANES CENTRAUX DE L'HOMME

ET DE QUELQUES ANIMAUX SUPÉRIEURS

PAR

Pierre ROUDANOVSKY

Docteur en médecine, médecin en chef à Nijni-Taguil, membre de la société des médecins russes de Saint-Pétersbourg, des sociétés médicales de Kasan, Perm, de la Société Impériale des médecins du Caucase, membre de la Société d'amateurs des sciences naturelles de l'Oural.

OUVRAGE TRADUIT DU RUSSE

Par Mlle Olga PODANOVSKY

sous les yeux de l'auteur, et considérablement augmenté par lui

Avec Atlas de VIII planches contenant 72 photographies

PARIS
V. DELAHAYE ET Cie, LIBRAIRES-ÉDITEURS,
PLACE DE L'ÉCOLE-DE-MÉDECINE

1876

PRÉFACE

La nouvelle méthode d'exploration du tissu nerveux que j'ai proposée m'a placé dans les conditions les plus favorables pour étudier la structure du tissu nerveux en général. Les résultats obtenus par cette méthode ont été publiés dans le texte explicatif, mais abrégé, des planches qui composent l'Atlas que j'ai édité et intitulé : *Etudes photographiques sur le système nerveux de l'homme et de quelques animaux supérieurs, d'après les coupes du tissu nerveux congelé*, contenant XX planches photographiques, composées de 203 figures (Paris 1868). La seconde édition de cet Atlas, avec XVI planches et 165 figures, a paru également à Paris (1870).

L'ouvrage actuel traite en partie du même sujet, mais avec plus de détails. La partie suivante sera l'objet d'un ouvrage à part, qui traitera de la structure des organes centraux.

La nécessité de faire une édition plus accessible, quant au prix, ainsi que le désir de donner des photographies meilleures et plus variées, m'ont obligé à joindre à cet ouvrage de nouvelles figures, faites sans la moindre retouche.

L'application de la photographie aux études anatomiques en France, de même que dans les autres pays, commence à occuper une place très-importante. En effet, elle donne la possibilité d'apprécier les propriétés des pièces qui ont servi pour la photographie, propriétés dépendant de la méthode qui a servi à leur préparation.

L'influence très-altérante des liquides durcissants les plus usités sur le tissu nerveux se voit aussi dans plusieurs photographies faites par ceux des histologistes qui accordent le plus de confiance aux liquides durcissants. On remarque souvent, sur les photographies de telles pièces, que là où, dans le tissu nerveux, il existe de la substance grise, il paraît y avoir de la substance blanche et *vice versâ*.

J'ai signalé, dans l'Atlas que j'ai édité en 1868, la diversité dans la photographie des pièces dépendant des procédés photographiques eux-mêmes. J'ai aussi montré que ce n'est qu'avec la photographie par transparence, et non avec la photographie par réflexion, qu'on a des dessins complets avec tous les détails.

La photographie par transparence des pièces faites avec du tissu macéré dans les liquides durcissants donne toujours un résultat semblable à celui que nous avons dans la photographie par réflexion des pièces faites avec du tissu congelé. Les derniers, en se présentant comme les pièces les plus utiles pour l'étude macro- et micro-topographique, sont en même temps les plus avantageux pour les figures photographiques.

DE LA

STRUCTURE DES RACINES

DES NERFS SPINAUX

CHAPITRE PREMIER.

Des procédés employés dans les recherches anatomiques en général et de la congélation du tissu nerveux en particulier.

Mes recherches sur la structure du système nerveux de l'homme et de quelques animaux supérieurs sont faites par la méthode de préparation des pièces que j'ai recommandées, ainsi qu'avec l'étude comparative des autres méthodes.

La congélation du tissu nerveux, son exploration en plaques fraîches et humides, sans employer les colorations et les réactifs; enfin, les différentes colorations des divers éléments histologiques et la photographie, tels sont les moyens qui m'ont servi dans mes études sur la structure du tissu nerveux.

Il est certain que ce n'est pas seulement la connaissance de la structure *microscopique* du système nerveux, mais aussi celle de la structure *macroscopique* qui est encore dans un état peu satisfaisant, et je crois que la cause en doit être attribuée à l'insuffisance des méthodes d'exploration. Le plus grand défaut est, sans doute, celui-ci, à savoir que toutes les méthodes d'exploration sont accompagnées de différentes altérations du tissu nerveux. Certaines de ces altérations, comme la macération dans les liquides durcissants, précèdent inévitablement la préparation des pièces; les autres suivent les moments mêmes de la préparation des pièces, tels que les colorations et l'usage des matières dites éclaircissantes et le montage dans les liquides conservateurs. Ce n'est que d'après la méthode d'exploration proposée, que le tissu nerveux se présente pour la première fois à l'observation, sous forme de coupes, dans son état naturel.

De nombreuses observations m'ont convaincu que ce n'est pas seulement l'âge et l'espèce de l'animal, ainsi que les différents moments de l'exploration quelle qu'elle soit, mais que les processus pathologiques ont aussi leur part dans les altérations du tissu nerveux. Le tissu nerveux se rapporte aux tissus qui subissent le plus les altérations des processus pathologiques, c'est pour cela que les questions sur l'anatomie physiologique du système nerveux de l'homme sont fortement liées avec les questions sur sa pathologie.

Ainsi, il est clair que les résumés, sur l'état normal des éléments histologiques, dépendent surtout d'observations concrètes, où l'analyse de l'influence combinée de ses différents agents est si nécessaire.

Plusieurs questions anatomiques, et pourtant les plus importantes, sont considérées par quelques observateurs comme insolubles par les procédés anatomiques, et comme ne pouvant par conséquent être résolues que par des expériences physiologiques. Cette opinion cependant nous montre surtout la difficulté et les défauts des modes de recherches anatomiques. Car il est indubitable que les succès de la physiologie expérimentale elle-même dépendent des recherches anatomiques avec tous leurs détails histologiques.

Les mêmes expériences physiologiques donnent souvent le même droit d'avancer les idées les plus diverses, et même les plus oppposées sur la structure du tissu. L'épaisseur de l'instrument de l'expérimentateur ne borne-t-elle pas plus les limites des recherches physiologiques que celles des recherches anatomiques? La physiologie expérimentale n'a pas encore étudié isolément les éléments histologiques, et pourtant personne ne peut nier leur importance dans les effets nerveux.

La structure et la fonction d'une partie quelconque sont tellement liées entre elles, que, pénétrant vers les éléments histologiques, les efforts réunis des deux sciences sont sans doute nécessaires. Et ici dans le monde microscopique, ces deux sciences rencontrent les mêmes difficultés. La pathologie possède sans doute les instruments les plus fins, pouvant borner leur influence aux éléments primitifs. Elle offre par là un moyen précieux à l'histologie et à la physiologie expérimentale. Mais que peut-on dire sur l'altération pathologique des éléments, si l'on ignore quelle est leur structure normale ou si l'on a recours à des moyens d'exploration qui altèrent les tissus ?

Parmi les différents procédés qui servent à l'étude anatomique du système nerveux, c'est le procédé qui consiste à faire des coupes diversement disposées dont nous avons le droit d'espérer les résultats les plus féconds.

Ce n'est que par ce moyen qu'on acquiert une idée nette de la liaison intime qui existe entre l'architectonie intérieure du système nerveux, étudié à l'aide du microscope, et ses formes anatomiques grossières que fait déjà reconnaître l'œil nu.

La consistance molle et tendre du tissu nerveux exige pour l'exploration en coupes l'emploi de liquides durcissants, tels que l'alcool, l'acide chromique, le bichromate de potasse, le chlorure de fer, etc. Mais, fixant là toute attention et rencontrant ensuite la nécessité d'employer les matières colorantes et les matières éclaircissantes; on n'a pas fait assez attention à l'altération des éléments histologiques que produisent lesdites substances pour atteindre leur but.

Les liquides durcissants, enlevant l'eau des éléments histologiques, diminuent leur volume et changent leur forme. Les éléments microscopiques se froncent proportionnellement au degré des solutions employées et à la durée de leur action. Cela rend les éléments microscopiques moins transparents : leur structure élémentaire perd quelquefois sa clarté; d'autres fois elle change de forme, souvent même les éléments histologiques se détruisent. On doit surtout la présence de la matière amorphe, parmi les éléments du tissu nerveux, dont on entend parler par tous les observateurs, à l'influence des liquides durcissants.

La diminution de volume des cellules nerveuses est souvent si remarquable, qu'elles paraissent entourées de très-grandes cavités, que Stieda a nommées « *den Hof der Zelle* (1) ». Ces cavités sont aussi figurées dans l'Atlas que j'ai publié.

Au même genre d'altération doivent être rapportés les canaux périvasculaires de Hiss. L'extrême diminution de volume de quelques petites cellules nerveuses (dans les cornes postérieures de la moelle épinière, par exemple), ainsi que des cylindres-axes, enlève entièrement le moyen de comprendre leurs propriétés anatomiques. Les propriétés caractéristiques de la plupart des éléments se perdent fréquemment ; ici se rapporte par exemple le tissu conjonctif de la substance blanche et de la substance grise, qui prend un aspect varié, en perdant l'aspect cellulaire, jusqu'au degré d'une masse amorphe. On doit dire la même chose sur l'altération de la myéline, qui a été la cause de fautes graves commises par des histologistes célèbres sur la structure élémentaire du tissu nerveux. Il y a, outre cela, une quantité d'altérations plus délicates, qu'on pourra remarquer dans les cellules nerveuses, dans leur protoplasme, leurs noyaux, nucléoles et divers prolongements des cellules. Nous devons citer par exemple leur aspect plus ou moins granuleux, et leur diverse affinité pour les colorations.

Il est clair que la définition de leur altération pathologique devient par là assez difficile, et souvent même impossible. L'influence défavorable des liquides durcissants s'augmente encore à force de sécher la pièce pour la monter dans le baume du Canada et quelques autres liquides de la même espèce. On jugera de l'influence déformante des liquides durcissants en examinant les modifications de volume et de forme que subis-

(1) *Studien über den centrale Nervensystem der Knochenfische*. 1868.

sent les pièces entières de la moelle après leur macération. Cela se remarque surtout sur les morceaux de la moelle allongée, qui reçoivent des enfoncements et des saillies plus grossières.

L'influence des liquides durcissants a conduit justement Deiters à recommander comme indispensable la vérification d'une méthode à l'aide d'une autre (1).

Quant à l'emploi des colorations, il est à regretter que la solution de carmin soit jusqu'à présent l'unique moyen généralement usité, et cependant on sait que déjà avec l'emploi des nouvelles colorations, recommandées dans ces derniers temps par quelques histologistes modernes, plusieurs questions anatomiques commencent à s'éclaircir. Nous devons citer ici la coloration avec des sels d'or, d'argent, avec l'acide osmique, etc. L'emploi des liquides durcissants peut faire reconnaître plusieurs défauts dans les éléments, en les comparant à d'autres dans les morceaux du tissu nerveux frais, dilacéré à l'aide des aiguilles, et nos connaissances sur leur structure peuvent être en partie complétées de cette manière.

La plupart des questions sur leur structure ainsi que sur leur rapport mutuel ne peuvent être résolues à cause de l'influence physique inévitable exercée par ce procédé de vérification qui détruit leur état entier ou leurs rapports mutuels, par exemple, par la distension, la rupture des éléments, etc.

En parlant des défauts des méthodes d'exploration généralement usitées, je ne doute guère cependant que chaque méthode de préparation des pièces puisse être usitée ; mais seulement en tenant compte de l'influence des différents moments de cette méthode sur le tissu.

On comprendra par conséquent en partie la signification de la méthode de congélation proposée, comme méthode unique, où le tissu exploré dans son état frais sous forme d'une plaque très-mince, où les éléments histologiques conservent leur forme, leur grosseur et leurs rapports mutuels ; où la définition

(1) *Untersuchungen über Gehirn und Rückenmark*. 1865.

du degré d'influence des colorations, des réactifs et des processus pathologiques sont définis exactement, même quand on emploie les substances durcissantes, la méthode de congélation donne des pièces qui peuvent complétement servir de prototypes pour l'étude comparative.

La congélation provient de la cristallisation de l'eau que contient le tissu nerveux, et donne des résultats différents, selon le degré de la température et la durée du temps qu'on emploie, ainsi que selon la quantité des parties liquides qui se trouvent dans le tissu nerveux, et des rapports réciproques des éléments histologiques dans ce dernier.

En approfondissant davantage le fait de la congélation, nous apercevons que son influence dépend : 1° de la grosseur, du nombre et de la forme des cristaux ; 2° du degré de résistance des éléments à la pression par ces derniers. On peut dire que la température de — 6 à — 10 degrés Réaumur est celle qui ne produit point d'altération dans le tissu. Quelquefois le tissu reste dans son état naturel, même à — 25 degrés Réaumur : c'est ce qui arrive, par exemple, pour les ganglions des racines postérieures.

En faveur de la méthode de congélation servent les cas du retour pour la vie d'hommes et d'animaux, morts par la gelée. On sait que Richardson, en produisant des expériences sur la congélation du cerveau des animaux, a prouvé, en 1867, que ces derniers n'étaient pas privés du moyen de retourner à la vie, quoique le cerveau, étant congelé, eût la dureté d'une pierre.

En 1868, le professeur Walter, de Kieff, à fait sur ce sujet de nouvelles expériences, qui prouvent aussi que les grenouilles reviennent à la vie et vivent encore quelques jours après la congélation. Il en était ainsi, même lorsqu'on leur avait ouvert le crâne pour couper des plaques de leur cerveau (1).

Si la température est plus basse et si la réaction du tissu n'est

(1) Современная медицина, 1868, n° 14 (*Médecine contemporaine*).

pas assez forte, ses éléments commencent d'abord à s'isoler, enfin ils se déchirent, et de cette manière le tissu gagne en volume. Ce dernier cas fut examiné par notre célèbre chirurgien Pirogoff, qui me l'avait communiqué personnellement.

La congélation, faite avec lenteur, dispose plus aux ruptures que si elle est effectuée plus ou moins rapidement, ce qui dépend de la grosseur moins considérable des cristaux qui se forment dans ce dernier cas. Dans quelques processus pathologiques, le tissu nerveux se rompt surtout facilement, par exemple, chez les sujets qui succombent à des affections syphilitiques, ainsi que chez les individus empoisonnés par l'alcool. Le cerveau du fœtus se déchire facilement, à cause de l'excès des parties liquides.

Les déchirures ont surtout lieu dans la partie périphérique des hémisphères, elles sont plus rares dans les ganglions centraux ; enfin, elles ont plutôt lieu dans la substance grise que dans la substance blanche. Le tissu nerveux se rompt difficilement dans les cas de mort subite, due à des lésions traumatiques ; il en est de même chez les animaux tués subitement. Ces cas de mort subite de l'homme et des animaux donnent la meilleure ressource pour explorer la structure normale du tissu nerveux.

Ainsi, la congélation elle-même peut, en partie, servir d'indicateur : 1° des différents états du tissu ; 2° de la plus ou moins grande quantité de liquide qu'il contient, ainsi que du degré d'altération de la structure des éléments histologiques ; 3° de la mesure dans laquelle elle y conserve la résistance à la pression des cristaux d'eau qui se forment.

Les ruptures mêmes des éléments histologiques du tissu nerveux peuvent servir avec beaucoup d'utilité dans les recherches. Entre autres preuves, elles m'ont prouvé la propriété tubulaire des cylindres-axes. Leur rupture, ici, ne pouvait provenir que de la cristallisation du liquide qui y est enfermé.

Il est remarquable qu'en produisant une ligature de la moelle épinière des chats, j'aie observé chaque fois que, pour obtenir une densité suffisante pour découper les pièces, la coupe, faite sur la partie antérieure de la moelle épinière, exige une température — 10 degrés Réaumur, tandis que la coupe faite sur la partie postérieure se congèle entièrement à — 6 degrés Réaumur.

La congélation présente des moyens uniques pour les coupes complètes d'une partie donnée, malgré sa grandeur. Pourtant la pièce qu'on obtient a une finesse telle que n'en peut fournir l'emploi des liquides durcissants.

Ainsi, les pièces du tissu congelé peuvent servir en même temps à l'étude macroscopique ainsi qu'à l'exploration microscopique.

Les coupes du tissu macéré dans les liquides durcissants sont presque toujours difficiles à observer sans l'emploi des colorations et des substances qui donnent de la transparence.

Quant aux plaques du tissu congelé, conservé à l'état humide, elles sont tout à fait convenables pour l'observation sans qu'il soit nécessaire d'employer les substances indiquées.

J'ai étudié l'effet de la congélation non-seulement sur le tissu nerveux, mais aussi sur d'autres tissus, sur celui des muscles surtout. Ce n'est que cette étude comparative qui me donna le droit d'affirmer les avantages de la méthode de congélation, incomparables dans l'étude anatomique en général. Cohnheim, appliquant la congélation à l'étude de la structure des muscles, témoigne aussi que les fibres des faisceaux striés musculaires, étant dégelées après la congélation à la température de — 6 et — 8 degrés centigrades, comparées à des fibres toutes fraîches, ne montrent aucune modification de leur structure (1).

Le tissu congelé, après sa macération dans l'acide chromique, acquiert la dureté d'un os.

(1) *Ueber den feineren Bau der quergestreiften Muskelfaser. Archiv für pathol. Anatomie* von Virchow, 33 Band. Heft. 1865.

La préparation des pièces du tissu congelé est un travail bien prompt. Il est possible de faire, en un jour, les coupes successives de la moelle épinière et de la moelle allongée de l'homme. Donnant le moyen de voir le tissu nerveux frais en forme de plaques, la congélation nous offre des ressources abondantes et rréprochables pour l'anatomie pathologique. Elle élargit en même temps le champ pour le choix des colorations.

Je dois mentionner ici les avantages les plus importants qu'on reçoit de la congélation, lorsqu'on étudie les changements de la structure anatomique de quelques organes considérés dans leurs divers états fonctionnels. Ainsi, il est facile de congeler les muscles, par exemple ceux d'une grenouille, pendant leur contraction sous l'influence de l'électricité. J'ai commencé ces expériences pour les recherches des altérations que subissent les muscles et les nerfs dans ces cas.

Les parties de la moelle, de différents volumes, après être macérées dans l'alcool, exposées au froid durant quelques jours et se desséchant de cette manière, donnent une préparation suffisante pour une grossière exploration anatomique.

De tels fragments, en diminuant, deviennent très-légers et prennent l'aspect d'un tissu compacte et homogène; ils se coupent très-facilement en plaques très-fines. Pour le même but peuvent servir les morceaux de la moelle, mise dans la térébenthine après macération dans l'alcool, à la suite de quoi la substance blanche et la substance grise paraissent très-distinctement sur des morceaux grossiers de la moelle.

La substance blanche, examinée à la lumière réfléchie, reçoit une couleur plus foncée que celle de la substance grise ; mais en les examinant par transparence, nous trouvons le contraire.

La congélation fut appliquée pour la première fois aux recherches anatomiques en Russie par notre célèbre N.-J. Pirogoff, et fut publiée dans son ouvrage : *Anatomia topographica sectionibus per corpus humanum congelatum triplici directionæ illustrata* (1859). Mais dès 1836, d'après le témoignage de Virchow, elle a été employée par Edouard Weber. Dans ces dernières années, la congélation servit à Braun pour son *Atlas d'anatomie topographique* (Braun, *Topographisch-anatomischer Atlas nach Durcschnithen an gefrorenen Cadavern.* Leipzig, 1867-1868).

Nous devons signaler, en Russie, les quelques expériences faites par le professeur Walter, de Kieff, sur l'application de la congélation dans les recherches histologiques. En congelant artificiellement les grenouilles vivantes au moyen de l'appareil de Richardson, il put explorer de cette manière les morceaux du cerveau vivant.

La congélation artificielle a encore été appliquée en Russie par le docteur Minch, par le professeur Chrjonchevsky et par le docteur Finkel.

A l'étranger, nous trouvons quelques mots sur la congélation dans l'article de Frommann, qui s'en servait en partie dans l'exploration des cellules nerveuses (1).

Kühne appliqua la congélation pour explorer des coupes transversales des muscles (2).

En 1865, la congélation fut appliquée, comme je l'ai déjà dit, par Cohnheim, aux recherches des muscles striés transversalement. En 1867, Fraentzel appliqua la congélation à l'exploration du système nerveux (3). Enfin Stricker lui donne la préférence dans les recherches des tissus en coupes (4).

Mes premières recherches histologiques, à l'aide de la congélation, ont été publiées en Russie, en 1863 (n° 30 современная

(1) *Ueber die Färbung der Binde und Nervensubstanz des Rückenmarkes durch Argentum nitricum und über die Structur der Nervenzellen.* Dr Fromann in Weimar. *Archiv für pathologische.* 31 Band. 2 Heft. 1864.

(2) *Zur Lehre von den Endplatten der Nervenhügel.* In *Archiv für Patholog. Anatomie,* von Bud. Virchow, 34 Band. 3 Heft. 1865.

(3) *Beitrag zur Kenntniss von der Structur der spinalen und sympathischen Ganglienzellen,* von Dr Fraentzel. In *Archiv für pathologische Anat.,* von Rud. Virchow, 38 Band. 4 Heft. 1867.

(4) *Handbuch der Lehre von der Geveben.* 1868.

медицина), et à l'étranger au mois de décembre 1864, dans les « *Comptes rendus hebdomadaires des séances de l'Académie des sciences* de Paris ».

Aujourd'hui plusieurs histologistes, comme on le sait, ont reconnu que la congélation est une excellente méthode, et il en résulte que l'emploi des différents mélanges réfrigérants se répand de plus en plus.

Quant à moi, je n'avais pas besoin de me servir de ces mélanges réfrigérants à *Faguil*, qui se trouve sous 57° 55′ de latitude septentrionale et 77° 33′ de longitude orientale, et une hauteur de 730 pieds au-dessus de l'Océan.

Je regrette beaucoup que mes occupations comme médecin-praticien ne m'aient pas permis de profiter, autant que je l'aurais voulu, du matériel que présente la méthode recommandée.

Comme plusieurs de mes déductions sur la structure du système nerveux ne sont pas d'accord avec l'opinion existant sur ce sujet, j'ai jugé utile, en explorant au moyen de la nouvelle méthode, de recourir aux figures photographiques, qui présentent l'image exacte des pièces et peuvent servir à vérifier mes observations.

CHAPITRE II

De la méthode d'exploration du tissu nerveux.

La méthode d'exploration que je recommande se compose : 1° de la découpe des plaques du tissu nerveux congelé à la température de — 6 degrés Réaumur ou de — 10 degrés Réaumur, et quelquefois à une température plus basse ; 2° de leur coloration par différentes substances colorantes, suivant le but qu'on se propose.

L'observation de ce tissu nerveux frais, dans son état humide, sans l'emploi des colorations et des réactifs, doit toujours occuper la première place.

Congélation. — La *congélation* doit se faire dans un endroit isolé, protégé contre le vent. On prend pour la congélation soit de petites parties du système nerveux, soit des parties plus ou moins entières, comme le cerveau entier de l'homme, par exemple. Il suffit d'une heure, à la température de — 6 degrés Réaumur, pour que le tissu nerveux devienne assez compacte pour qu'on puisse en faire des coupes.

Des instruments pour la coupe des plaques. — J'emploie pour les coupes des couteaux doubles, formés de deux tranchants, un peu convexes, qui s'éloignent et se rejoignent à l'aide du même mécanisme que celui des pinces à torsion, avec le supplément d'une certaine vis placée auprès du passage des tranchants dans leurs manches. La vis règle l'éloignement et le rapprochement des tranchants, serrés par un verrou ; la vis traverse tout à fait l'un des tranchants, et dans une partie seulement elle s'appuie sur l'autre. — Ces couteaux doivent être de différentes grandeurs : leur grandeur dépend des pièces qu'on veut avoir. Cette construction simple de l'instrument répond au but de la préparation des pièces, dont la largeur ne dépasse pas 3 ou 4 centimètres. Pour les pièces plus grandes, la construction des couteaux doit aussi être différente. Ici les deux tranchants des couteaux s'éloignent et se rapprochent à l'aide de plusieurs vis : les unes au nombre de trois se placent auprès de l'union des tranchants avec le manche ; les autres (aussi au nombre de trois) sont situées auprès de leur extrémité libre. Les vis se placent sur les côtés opposés et à ses extrémités.

Tandis que l'une des vis, placée sur un des côtés du tranchant droit ou gauche, traverse les deux tranchants, les deux autres vis de l'autre tranchant s'appuient seulement par leurs pointes contre l'autre.

La disposition des vis pour régler le rapprochement et l'éloignement des tranchants doit être pareille : la vis pénétrant tout à fait les deux plaques doit être au milieu des vis pénétrant seulement une des plaques. L'une de ces deux dernières se place plus près du tranchant. Il n'est pas nécessaire de dire que l'épaisseur des tranchants varie d'après la grandeur du couteau, pour qu'ils soient moins flexibles.

Le tissu congelé se découpe aussi facilement à l'aide de machines particulières plus compliquées, connues dans la technique microscopique. J'ai inventé récemment un semblable appareil mécanique.

Coupe et décongélation. — La coupe des pièces doit être faite dans une atmosphère froide et à l'aide d'un instrument préalablement refroidi.

Pour éviter le prompt réchauffement du couteau par la chaleur de la main, on emploïera des gants pendant la fabrication.

Coloration. — La *coloration* peut être produite sur les coupes fraîches et humides, ainsi que quand elles sont déjà séchées, ce qui se fait déjà bien à la température ordinaire de la chambre.

Le premier moyen exige des précautions très-grandes pour ne pas rompre l'intégrité du tissu par une trop grande quantité de liquides ; ces derniers, quand les pièces ne sont pas grandes, peuvent être versés goutte à goutte à l'aide d'un bâton de verre ou d'un tube capillaire.

Après la coloration, la pièce doit être lavée avec la même prudence dans l'eau distillée. Si le liquide colorant a une propriété un peu astringente ou s'il contient des acides ou de l'alcool, la coloration peut être produite plus hardiment. Dans la coloration des pièces déjà desséchées, toutes les parties du manuel opératoire deviennent très-faciles. Mais les pièces doivent auparavant être imbibées d'eau. En ce cas, la coloration est complète ordinairement au bout de dix minutes.

Examinons à présent les liquides colorants. La préparation des pièces du tissu nerveux congelé m'a donné l'occasion d'apprécier l'influence des substances colorantes, qui sont très-utiles pour explorer la structure et les propriétés de ses éléments. Les expériences de ce genre montrent clairement leur importance dans les recherches anatomiques à l'aide du microscope, ainsi que la nécessité d'employer différentes colorations pour les divers éléments histologiques. Les cellules nerveuses pourtant, selon la place qu'elles occupent, leurs corps jaunes, leurs noyaux et nucléoles, les prolongements des corps et des noyaux, les enveloppes des tubes primitifs, les cylindres-axes, la myéline, les corps amyloïdes, l'épithélium et le tissu dit conjonctif, voici les éléments du tissu nerveux dont la structure anatomique, sous l'influence de la même coloration, ne paraît pas toujours avec la même clarté ; c'est pour cela que presque chacun de ces éléments exige un mode de coloration particulier. En général, il peut se présenter les cas suivants : 1° la même coloration teint de différentes couleurs les différents éléments ; 2° les différentes colorations peuvent présenter la structure d'un même élément sous différents aspects ; 3° la même pièce est colorée de différentes couleurs tour à tour ; alors, tandis que certains éléments histologiques prennent la couleur de la première coloration, les autres gardent celle de la seconde. Enfin, 4° quelques colorations, présentant le mélange de différentes colorations, en agissant sur les pièces, rendent leurs éléments de différentes couleurs, ce qui est la conséquence de l'affinité particulière qui existe entre les colorations et les éléments connus.

Des liquides colorants. — J'ai eu jusqu'à présent l'occasion d'approfondir surtout l'influence des colorations de cochenille, d'acide picrique, d'aniline, soit seules, soit en différentes combinaisons. La cochenille elle-même peut être employée sous formes : 1° de solution aqueuse simple (1 $\frac{1}{2}$ partie pour 24 parties d'eau) ; 2° de solution aqueuse de cochenille, à laquelle on ajoute ensuite de l'acide picrique ; 3° de solution aqueuse de cochenille, à laquelle on ajoute de l'acide acétique ; 4° de solution aqueuse de cochenille, à laquelle on ajoute de l'acide muriatique, sulfurique ou nitrique ; 5° l'acide de cochenille ($C_{28}H_{14}O_{16}$ d'après Lehmann).

La décoction de cochenille avec les alcalis donne une coloration violette, et avec les acides une coloration tantôt jaune rougeâtre (acide muriatique ou nitrique), tantôt rouge rosâtre (acide acétique).

La décoction de cochenille teint elle-même la myéline d'une couleur violette, et elle colore le tissu conjonctif et les cylindres-axes en rose; les différentes cellules nerveuses, et pourtant dans différents états pathologiques, se colorent de différentes manières. Leurs noyaux avec leurs prolongements se colorent, par exemple, en violet très-distinctement dans les cellules des cornes antérieures de la moelle épinière et des ganglions spinaux après l'empoisonnement par la strychnine (chez le chat et le cheval) et dans la jaunisse (chez l'homme); en ce cas, leur corps et le prolongement de ce dernier se teignent en brun jaunâtre. — Dans d'autres cas, le corps de la cellule reçoit une couleur rose, et son noyau, au contraire, une couleur violette. Il est très-remarquable que la couleur violette du noyau, dans les cas susdits, en employant la décoction de cochenille avec l'acide picrique (à quantité égale), présente le mélange des couleurs jaune et orange. Comme je l'ai dit, le noyau reçoit ici la couleur violette, et le corps de la cellule prend la couleur brune jaunâtre de l'acide picrique. Le même mélange, dans la plupart des autres cas, teint le noyau de la cellule nerveuse d'une couleur rougeâtre ou brun foncé, et le corps de la cellule en jaune-orange. Ces deux colorations sont surtout bonnes pour explorer les cellules nerveuses et les cylindres-axes, et cela même sur les pièces humides, ainsi que sur les pièces sèches et montées dans le baume du Canada. Les corps amyloïdes reçoivent de la cochenille une coloration violette, ce qu'on remarque aussi en colorant avec la cochenille et l'acide acétique. La décoction de cochenille est encore très-bonne pour l'exploration des cellules du tissu conjonctif. Étant mêlée aux acides (excepté avec l'acide picrique), elle ne colore pas la myéline.

La décoction de cochenille avec l'acide acétique (1/2 drach.)

1 drach. acidi acetici dilect. pour demi-livre de la décoction) change l'aspect du tissu conjonctif (par exemple le périnèvre); il devient fibrillaire, ses noyaux se distinguent mal de ses prolongements, qui, s'anastomosant entre eux, forment des fibrilles. Une pareille coloration a, en général, lieu dans les cas où nous voulons éloigner cette influence masquante sur d'autres éléments que peuvent avoir les cellules du tissu conjonctif; ainsi, par exemple, elle est très-utile dans l'exploration de la forme des tubes primitifs des nerfs périphériques, dans la distinction de quelques petites cellules nerveuses, des cellules du tissu conjonctif, entre autres dans les cornes postérieures.

L'influence de la coloration susdite durant longtemps, le tissu conjonctif prend un aspect amorphe, surtout quand on y ajoute un excès d'acide. On obtient un tout autre résultat en employant la décoction de cochenille additionnée d'acide nitrique ou muriatique. Le tissu conjonctif présente très-visiblement son aspect noyau-fibrillaire. Elle est aussi bonne pour l'exploration des cellules épithéliales dans le canal de la moelle épinière; mais elle n'est pas si bonne, en général, pour explorer les cellules nerveuses. De la même manière que la coloration dite, agit l'acide cochenillique, en colorant les éléments d'une couleur rouge violette. Des colorations d'aniline j'emploie les suivantes : 1° la fuchsine ou aniline rouge; 2° l'aniline violette rougeâtre; 3° l'aniline ponceau; 4° l'aniline orange; 5° et la caroline. Toutes les colorations d'aniline colorent promptement le tissu nerveux. J'emploie leur solution aqueuse dans la proportion de 1/4 — 2 grains pour deux onces d'eau. Elles peuvent être employées aussi en y ajoutant des acides. Mêlées aux acides, les colorations d'aniline n'ont presque aucune influence sur la myéline, et, en tout cas, cette dernière perd vite la coloration que les autres éléments, en conservant l'aspect normal, retiennent longtemps.

La fuchsine, additionnée de quelques gouttes d'acide acétique, colore parfaitement les cylindres-axes, en y pénétrant par la partie pariétale des tubes primitifs, cause sous l'influence de laquelle ils deviennent très-visibles lorsqu'on les examine dans leur position longitudinale.

Les colorations d'aniline teignent le noyau de la cellule d'une couleur plus foncée, et ce n'est que dans l'état pathologique qu'on observe le contraire. L'aniline orange donne au noyau la couleur brune et au corps de la cellule la couleur jaune.

L'acide picrique se distingue par son affinité spéciale pour la myéline, qui s'en colore promptement. Les pièces teintes de quelques autres colorations, et ensuite de l'acide picrique, conservent dans quelques-uns de leurs éléments la couleur de la coloration primitive, et dans les autres elles changent de couleur, tandis que la myéline reçoit, en tout cas, la couleur jaune de picrine.

La solution de fuchsine, additionnée de quelques gouttes d'acide cochenillique, colore la graisse, sur les pièces préparées après la macération dans l'alcool, d'une couleur vive d'un violet orangé; tandis que le tissu conjonctif, les cylindres-axes et les cellules nerveuses prennent une couleur rouge de brique. Cette coloration est bonne pour explorer ces cas pathologiques, qui sont connus sous le nom de *dégénération graisseuse du tissu nerveux.*

La pièce, colorée par la fuchsine et l'acide picrique ensuite, présente la myéline d'une couleur jaune ardente, le tissu conjonctif d'une couleur rose, les cylindres-axes rouge brunâtre ou rose, selon la durée de l'action de l'acide picrique. Les cellules nerveuses paraissent, en ce cas, être très-teintées en partie de fuchsine et en partie de picrine, recevant de la sorte une couleur bigarrée.

Ici les grains du protoplasme de la cellule nerveuse reçoivent la couleur rose de la fuchsine; les autres prennent la couleur jaune de la picrine. Ce que j'ai dit montre la présence de deux substances différentes dans le protoplasme, de même que cela a lieu dans la myéline.

La pièce étant colorée avec l'acide picrique et quelques gouttes d'acide cochenillique, ou avec la décoction de cochenille et l'acide picrique, sans parler des cas où le noyau prend la couleur violette, comme je l'ai déjà dit, — ce n'est que les cellules nerveuses qui reçoivent la couleur rouge ou brun jaunâtre; les autres éléments prennent une couleur jaune vive. La même pièce étant encore colorée avec la fuchsine, les cellules nerveuses prennent la couleur rosée. Dans les pièces colorées par la cochenille jointe à l'acide nitrique, et ensuite par la fuchsine, la myéline se distingue par une couleur vive, violette, et les autres éléments histologiques par une couleur rose.

Après la coloration de la pièce par la cochenille et l'acide acétique, et ensuite par l'acide picrique, le tissu conjonctif reçoit la couleur rose vif, les cellules nerveuses — la couleur orange, et la myéline — la couleur jaune.

Seulement les noyaux des cellules nerveuses conservent la couleur violette de lackmus, en cas que la pièce, étant déjà colorée, soit encore colorée d'acide picrique.

En se dissolvant dans la térébenthine, l'acide picrique dans cet état donne le moyen d'agir sur la pièce déjà colorée par d'autres substances, c'est-à-dire avant d'être montée dans le baume du Canada. Ce moyen présente l'avantage que la pièce n'est soumise qu'une seule fois, et pourtant pour le temps le plus court, à la macération dans la solution aqueuse du liquide colorant; elle n'est donc pas si sujette à l'altération à cause de l'excès d'eau. Néanmoins, en ce cas, la pièce peut être colorée avec l'acide picrique après avoir été examinée sous une autre coloration. Je me suis servi avec un succès particulier de cette propriété de l'acide picrique et du mode d'emploi, que nous venons de décrire, pour colorer les anciennes collections de mes pièces, déjà colorées auparavant avec d'autres substances.

On sait que la térébenthine est l'un des meilleurs moyens capables de rendre les éléments très-transparents. Mais cette transparence est ordinairement si grande, qu'elle empêche d'explorer la plus fine structure des éléments. En ajoutant à la térébenthine l'acide picrique, on diminue cette transparence.

Dans ce même but, on peut ajouter à l'huile de térebenthine quelques gouttes de la solution d'asphalte dans la térébenthine. L'asphalte donne à plusieurs éléments une couleur grise et même noire.

Toutes les solutions aqueuses que j'ai décrites sont bonnes, non-seulement pour les pièces faites avec du tissu congelé, mais aussi pour celles qui sont faites après la macération de ces dernières dans les liquides durcissants, puis soumises à un lavage dans l'eau avant de les colorer. Seulement alors les couleurs acceptées par les éléments se distinguent par quelques propriétés spéciales. Préférant, en général, les colorations de solutions aqueuses, on peut aussi se servir quelquefois de solutions alcooliques des colorations susdites pour les unes et les autres pièces. On ne doit pas perdre de vue que plusieurs éléments s'altèrent facilement par l'alcool. La teinture alcoolique de cochenille donne, toutefois, une très-bonne coloration.

La pièce du tissu nerveux congelé, avant d'être colorée par des solutions spiritueuses, étant mise pendant une ou deux heures dans l'huile de térebenthine, séchée à la température ordinaire, et colorée ensuite, l'influence alternative de la coloration alcoolique et de l'alcool éloigne la myéline.

Les corps des cellules nerveuses, par exemple dans les ganglions des racines, se colorent bien lentement (par exemple par la solution alcoolique de fuchsine); tandis que, au contraire, les noyaux et les nucléoles aspirent bientôt la coloration : alors, le nucléole se teint plus fortement que le noyau. Ce moyen est, en partie, bon pour l'exploration isolée des noyaux et de leurs prolongements. En examinant la coloration suivante de pareilles pièces, on pourra voir que le corps de la cellule se teint d'abord dans les parties qui entourent le noyau, par conséquent du centre vers la périphérie. L'acide osmique présente, dans beaucoup de cas, une excellente coloration : il colore la myéline avec une facilité et une vitesse particulières. Il est, en général, bon pour déterminer la présence de la myéline.

C'est là un phénomène bien curieux de voir que, en examinant le tissu nerveux frais, plusieurs processus pathologiques s'expliquent par la coloration caractéristique des éléments du tissu nerveux. Ainsi, par exemple, je signalerai la jaunisse (*icterus*), dans laquelle les cellules nerveuses, avec leurs noyaux, se voient très-distinctement, même après le dessèchement des pièces, recevant la couleur jaune à des degrés différents.

Du montage des pièces humides et des pièces sèches. — L'exploration du tissu nerveux dans son état humide, comme je l'ai déjà dit, doit être toujours de la plus grande importance. Quoique le dessèchement des pièces puisse quelquefois être utile dans l'exploration, il faut bien avoir en vue que cette action est toujours suivie de la diminution plus ou moins totale du volume des éléments microscopiques du tissu, et par conséquent aussi de leurs différentes déformations. Pour éloigner l'eau de la pièce faite après la congélation, et colorée ensuite, c'est assez de la laisser durant quelques minutes, afin de la sécher, à la température ordinaire de la chambre ; tandis que les pièces macérées dans différents liquides durcissants demandent pour cela le lavage dans l'alcool ; le dessèchement ordinaire les déforme entièrement. Mais, en enlevant, de quelque manière que ce soit, l'eau de la pièce, le meilleur résultat est, en tout cas, que nous n'atteignions pas l'excès. Une certaine quantité d'eau, restant dans les éléments, non-seulement n'empêche pas leur montage dans le baume du Canada, mais au contraire, ce n'est que de cette manière que les éléments se conservent sans altération et qu'ils reçoivent une singulière clarté.

Il est cependant très-difficile de saisir ce moment de dessèchement, sur les grandes pièces surtout. La pièce n'étant pas bonne dans toute son étendue, on trouve toujours quelques-unes de ses parties dans l'état désiré.

Les plaques les plus minces, faites du tissu congelé et qui ne sont pas influencées par les colorations et les réactifs, se dessèchent promptement après être apportées à la température ordinaire de la chambre. Il suffit d'une ou de deux minutes pour qu'elles soient bien desséchées. De telles pièces, qui presque aussitôt qu'elles sont portées dans la chambre, perdent en partie l'eau qu'elles contiennent, peuvent être montées dans le baume du Canada ou dans la térébenthine mêlée à la résine de Dammar.

Ce liquide conservateur fournit une occlusion hermétique, et la pièce se conserve de cette manière dans un état humide et invariable, garantie par sa propre humidité contre l'influence du liquide conservateur, qui n'en agit pas moins. Ce moyen d'exploration est vraiment le meilleur et le plus difficile à remplacer dans beaucoup de cas. Pour obtenir des pièces à demi humides faites après la macération dans l'acide chromique ou le bichromate de potasse, on peut atteindre ce but en les lavant dans l'esprit-de-vin, à différents degrés de concentration, après une certaine macération dans l'eau.

On emploie pour monter les pièces humides la glycérine et la gélatine consistante, de la colle d'esturgeon et de la glycérine. Cette même gélatine sert avec la même utilité pour l'injection des vaisseaux, mais en mélange avec les différentes matières colorantes. La transformation de cette gélatine en liquide, après être légèrement chauffée, dépend de la plus ou moins grande quantité de glycérine. Les pièces, montées dans les liquides, pâlissent avec le temps et deviennent bien transparentes.

Dans la gélatine, elles se conservent plus longtemps sans altération que dans la glycérine toute pure.

Les pièces montées dans la glycérine doivent, pour se conserver, être enfermées hermétiquement entre deux glaces ; c'est pourquoi les bords de la glace qui couvre et ceux de l'objectif sont bouchés avec la laque d'asphalte.

On comprend qu'il faut employer autant de glycérine, qu'il n'en paraisse pas hors des bords du verre pour laisser la place à la laque. La laque, en atteignant jusque sous cette dernière, sert encore plus pour la fermeture hermétique ; la glycérine ne lui permet pas, dans ce cas, de pénétrer vers la pièce. Pourtant, la coloration de la pièce par cette laque peut être très-utile dans quelques cas d'exploration, en colorant les éléments d'une couleur brun jaunâtre.

CHAPITRE III

De la photographie des pièces.

La diverse aptitude des éléments histologiques à laisser passer les rayons lumineux, leur transparence et leurs couleurs sont les qualités fondamentales pour établir les figures photographiques. L'image du négatif se présente, comme on le sait, avec un rapport inverse pour la disposition des nuances des pièces photographiques, tandis que l'image positive rétablit la vue normale de la dernière. Le négatif se forme des parties de l'argent, se précipitant de la solution de son sel nitrique. Là, où la décomposition sur le négatif était plus complète, aux endroits de la plus grande influence des rayons lumineux, se voit la couleur la plus foncée; là, où la décomposition n'a pas eu lieu, on aperçoit des places tout à fait transparentes, quand le négatif est entièrement préparé. Parmi les parties tout a fait foncées et transparentes du négatif, paraissent encore des nuances différentes, indiquant le différent degré d'aptitude des éléments à laisser passer les rayons lumineux.

En examinant les pièces du tissu nerveux à l'œil nu, par transparence, nous voyons que ses deux substances, la blanche et la grise, diffèrent l'une de l'autre par la transparence, ainsi que par la couleur, et précisément la substance grise paraît plus transparente, et la blanche, au contraire, tout à fait mate. Ces propriétés des deux substances paraissent visiblement sur les pièces non séchées, sans coloration, ainsi que sur celles qui sont desséchées. A travers les substances blanche et grise de la pièce tenue devant l'œil, quoiqu'on distingue visiblement les lettres écrites sur le papier, mais ces dernières paraissent plus vivement quand on les examine à travers la substance grise qu'à travers la blanche. Cependant, non-seulement ces qualités des deux substances varient de degré, mais encore elles prennent les qualités opposées avec l'emploi des colorations, selon leur genre. En employant l'aniline rouge ou la fuchsine, la différence des deux substances entre elles paraît moins vive qu'en employant la cochenille.

En approfondissant les qualités susdites des deux substances, après l'exploration macroscopique des pièces non colorées, nous apercevons, que si toute la masse de la substance grise paraît plus diaphane, quelques-unes de ses parties, et précisément les cellules nerveuses, sont peu transparentes, elles ont une couleur plus foncée et se présentent quelquefois toutes noires, par exemple dans l'état de pigmentation des cellules nerveuses.

La substance blanche conserve ses propriétés les plus caractéristiques non dans sa masse totale, mais seulement dans les parties contenant la myéline, qui donne à la substance cette couleur blanche. De cette manière les deux substances se différencient l'une de l'autre, non-seulement par leur fond général, mais aussi par la quantité de leurs éléments placés, qui se distinguent par une plus ou moins grande transparence, une couleur plus ou moins foncée. Il y a encore une espèce de substance grise dans le tissu nerveux, se distinguant de celui que j'avais décrit par son extraordinaire diaphanéité, c'est la substance gélatineuse. La substance grise est la plus variable dans ses propriétés, se composant d'éléments ayant une transparence et une couleur différentes. Les figures ci-jointes présentent mieux que toute description l'idée de la réaction photographique des deux substances, ce qui dépend non-seulement de la transparence variable des éléments, mais encore de leur couleur (pl. III, fig. 24 *bis*, et pl. IV). Sur les pièces macroscopiques incolores, la substance grise se présente en général moins foncée ou avec un fond grisâtre sur lequel sont distribuées les figures foncées, pointues et linéaires des éléments; la substance blanche, au contraire, se présente avec un fond plus foncé (pl. IV, fig. 28). Comme les parties claires du dessin positif sont conformes aux parties foncées du négatif, et que ces dernières sont conformes aux parties les plus transparentes de la pièce, on comprendra de cette manière la réaction photographique des deux substances, fondée sur leur faculté différente de laisser passer les rayons lumineux qui accomplissent justement leur image photographique. La photographie montre certaines propriétés des éléments anatomiques, là même où l'œil armé du microscope n'y est pas assez apte. Il est clair qu'une bonne figure photographique de la pièce doit avoir de telles propriétés, que les éléments, dont elle est formée, aient assez de différence en nuances; comme ces dernières ne paraissent qu'alors que quand les éléments de la pièce elle-même se distinguent assez de propriétés fondamentales dans l'accomplissement d'images photographiques, on voit d'ici les différentes manières de photographier.

Une certaine lenteur des séances photographiques sera toujours avantageuse pour donner au dessin une meilleure qualité. Si nous faisons attention au temps de l'apparition des deux substances du tissu nerveux sur le négatif, en général l'espace entre l'apparition de la substance blanche et de la grise, surtout sur les pièces non colorées, n'est pas encore suffisant, l'une et l'autre substance paraissent presque en même temps.

Voilà pourquoi les figures photographiques, quand on emploie la manière ordinaire de photographier, ne sont pas tout à fait bonnes, leurs parties ne sont pas vivement tracées.

Nous avons deux moyens pour augmenter encore la différence qu'il y a déjà dans les qualités fondamentales des éléments histologiques : l'un de ces moyens consiste dans l'emploi de différentes colorations pour les pièces; l'autre dans le choix des moyens d'éclaircir la pièce pendant la photographie. La figure photographique peut être faite : 1° par transparence — photographie par transparence, quand la pièce est placée de telle manière qu'elle se pénètre du spectre plein de rayons lumineux, ayant le ciel pour fond; 2° par transparence d'un quelconque des rayons isolés ou lumière *monochromatique;* 3° enfin le dessin peut être fait à la lumière réfléchie, en plaçant un écran noir derrière la pièce, éclairée par la lumière du soleil.

On verra la différence que présentent les pièces photographiées par transparence et par réflexion sur les dessins ci-joints (pl. III, fig. 24 *bis;* pl. IV, fig. 25).

Il suit clairement de l'analyse de ces figures que la différence la plus frappante et la plus grossière entre les substances blanche et grise donne la photographie à l'aide de la lumière réfléchie (pl. III, fig. 24 *bis*), mais avec la perte de détails qui paraissent davantage seulement dans la photographie par transparence (pl. IV, fig. 25). L'interposition d'un écran noir modifie considérablement le rapport mutuel des substances blanche et grise en transparence; l'écran noir concentre toute son influence sur la substance grise, comme douée de plus de transparence (surtout sur la substance gélatineuse), dont la représentation ne paraît pas encore sur la figure du négatif, même dans le temps où l'image de la substance blanche se dessine déjà entièrement. Il est donc clair que l'écran noir a prolongé l'espace de temps entre l'apparition sur le négatif des deux substances, qui, dans la photographie au plein spectre par transparence, paraissent presque à la fois.

Une influence semblable à celle qu'exerce l'écran noir dans le procédé photographique à la lumière réflectée que nous venons de décrire, se retrouve dans la photographie par transparence à la lumière monochromatique ainsi que dans les différentes colorations des pièces.

L'influence de ces dernières s'explique par différents degrés de retard de l'apparition sur le négatif des différents éléments histologiques, changeant leurs propriétés fondamentales, leur couleur et leur transparence. On voit maintenant clairement comment l'art photographique peut être soumis à la volonté du photographe et comment celui-ci peut l'appliquer, dans des buts variés, à la reproduction des dessins anatomiques.

Brewster est le premier qui ait proposé la lumière monochromatique; ensuite l'abbé, comte Castracan en 1864, puis Moitessier et enfin Benecke. Mais chacun de ces savants recommanda un quelconque de ces rayons, suivant leurs propriétés chimiques. Quant à moi, le choix du rayon dépend tout à fait du but de la figure, ainsi que de la propriété de la pièce, surtout du mode de coloration de la dernière, du degré d'influence de la coloration sur les éléments de la pièce au point de vue de l'altération de leurs propriétés fondamentales. Les rayons lumineux, selon leur plus ou moins rapide influence sur la décomposition du nitrate d'argent dans le négatif, se disposent d'une telle manière, que le spectre plein est suivi du rayon violet, plus loin du rayon bleu, puis du vert, du jaune et de l'orangé, que j'avais éprouvé par l'influence sur une pièce du tissu nerveux non coloré.

Il est clair que le choix du rayon, suivant les différentes espèces de colorations des pièces, sans parler encore d'autres buts, doit être très-variable.

La lumière monochromatique peut être produite au moyen de la décomposition du spectre des rayons du soleil par le prisme interposé devant la pièce, ou en faisant passer les rayons à travers les vers colorés ou à travers les cuvettes de glace, recommandées par Moitessier et remplies de liquides colorés (1). Ainsi, pour les rayons jaunes, j'emploie les cuvettes remplies de la solution aqueuse d'acide picrique; pour les bleus, la solution de cuivre acétique, en y ajoutant de l'acide picrique.

J'ai déjà dit que le choix des colorations dépend du but de la pièce, parce que certaines colorations sont bonnes pour certains éléments et d'autres colorations pour d'autres éléments. En général, les matières colorantes qui paraissent être les plus importantes pour l'examen à l'aide du microscope sont celles qui ont la plus faible influence sur l'altération des propriétés fondamentales des éléments histologiques. Mais ces colorations

(1) *La photographie appliquée aux recherches micrographiques*, par A. Moitessier. 1866.

demandent indispensablement la lumière monochromatique pour photographier les pièces. A cette catégorie se rapportent plusieurs colorations d'aniline, par exemple la fuchsine rouge. Ce qui est dit des colorations se rapporte aussi aux différents réactifs.

Un excellent résultat, comme je l'ai dit, est obtenu, en beaucoup de cas, par l'emploi de plusieurs colorations sur une même pièce : l'une des colorations concentre son influence sur quelques-uns des éléments, et l'autre sur d'autres. De telles pièces, ainsi que celles qui sont colorées par la cochenille, l'aniline orange et l'acide picrique, sont très-bonnes pour la photographie.

Tout ce qui est dit sur la photographie prouve assez bien l'énorme variabilité des expériences à l'aide desquelles on pourra peut-être résoudre quelques questions relatives à la structure normale du tissu nerveux ainsi qu'à ses altérations pathologiques.

Entre autres altérations pathologiques des éléments histologiques plus ou moins facilement reconnues à l'aide du microscope, on en rencontre dont on ne peut juger qu'en altérant leur transparence normale. Cette transparence, qui se distingue difficilement même avec l'œil armé, se reconnaît facilement par la réaction photographique des éléments histologiques.

Il est indispensable d'employer la lumière solaire pour obtenir de bonnes figures, et le degré de la lumière est proportionnel à celui de l'agrandissement qu'on choisit : plus le dernier est grand, plus il faut de lumière. J'emploie pour l'éclairage un miroir plat ou concave, qui se place devant la pièce; de cette manière les rayons solaires se dirigent vers lui en éclairant la pièce en avant, et pourtant encore à l'aide d'une loupe, placée au passage des rayons. Les verres colorés ou cuvettes remplies d'un liquide colorant se placent entre la pièce et la loupe. Dans la photographie à l'aide du microscope, les verres colorés peuvent très-commodément être appliqués sous le diaphragme de ce dernier dans un appareil à part, comme Hartnack l'avait fait pour moi.

Je place le microscope et la camère dans une position horizontale.

Dans la photographie des pièces macroscopiques par la lumière réfléchie, à la distance d'une aune en avant de la pièce on place un écran noir, et la pièce elle-même s'éclaire des rayons du soleil, dirigés obliquement en avant. La photographie par réflexion ne peut être accomplie qu'en employant l'objectif de l'appareil photographique ou le grossissement faible du microscope. Je n'emploie ce moyen qu'en travaillant avec l'objectif de l'appareil photographique ordinaire. J'avais fait les négatifs macroscopiques pour les figures de l'Atlas à l'aide de l'objectif photographique de Voichtlander et en partie à l'aide de celui de Rosse et de Prazmovsky; et les négatifs microscopiques à l'aide du microscope de Hartnack.

Dans mon dernier voyage à l'étranger en 1868, le compagnon de Hartnack, M. Prazmovsky, a fait pour moi un petit objectif, donnant le grossissement jusqu'à vingt fois, avec une camère ayant la longueur de deux aunes. L'objectif de Prazmovsky passe tous les autres, quand on a la nécessité d'avoir des figures macroscopiques au degré du grossissement indiqué. Quant à la photographie à l'aide du microscope, je préfère photographier sans quitter l'oculaire.

L'éloignement total de la camère, s'il surpasse 40 centimètres, rend la photographie déjà beaucoup moins vive. La photographie à l'aide de l'oculaire, ou sans ce dernier, peut également donner un bon résultat. Je préfère encore garder l'oculaire pour que cela puisse être accompli sans un aide, indispensable quand la camère est allongée. Benecke recommande en ce cas un appareil spécial pour placer les pièces.

Ayant fait le premier négatif d'après la pièce originale, il n'est plus difficile d'arriver jusqu'à un grossissement assez fort du dessin, en plaçant à sa place le négatif reçu et faisant déjà la photographie de ce dernier. Le négatif nouveau reçu (qui est déjà positif par rapport à la pièce originale) peut être de nouveau l'objet d'une nouvelle photographie, etc.

Donnant un plus grand champ visuel que le microscope, ce moyen de grossissement a quelques applications utiles (pl. IV, fig. 26 et 27).

Berthold Benecke, dans son article placé dans les *Archives* de Max Schultze, 1867 (1), recommande ce moyen, mais avec la condition que le grossissement ne surpasse pas dix fois. Il est clair que les limites de l'emploi utile de cette manière de photographier augmentent si nous voulons agrandir l'image du premier négatif, fait à l'aide du microscope composé.

J'ai conservé le même grossissement dans quelques rangs de figures photographiques, représentant la partie donnée par coupe. Nous pouvons, de cette manière, ajouter à nos explorations la méthode numérique, mesurant l'étendue des parties isolées; — cela a, sans doute, une très-grande importance, et ne pourra être accompli facilement qu'à l'aide de figures photographiques. J'ai fait de tels calculs en passant le dessin sur un papier divisé en millimètres carrés.

Il est à noter que les pièces faites après la macération dans les liquides durcissants, dans la photographie par transparence, se présentent toujours avec les mêmes propriétés que nos pièces faites par congélation et photographiées à la lumière réfléchie, et par conséquent avec le manque de détails.

Avec les pièces faites après une macération prolongée, la réaction photographique des deux substances varie et peut conduire à des déductions fausses dans l'exploration anatomique.

Voici pourquoi mes figures, faites sur des pièces du tissu congelé, diffèrent de celles d'autres auteurs par une plus grande clarté dans tous leurs détails, même sur les figures macroscopiques.

(1) *Beiträge zur microphotographischen Technik.*

Il n'est pas nécessaire d'assurer que tous mes dessins sont faits sans la moindre retouche. Leur clarté satisfaisante dépend de la qualité des pièces, faites après la congélation du tissu nerveux.

CHAPITRE IV

De la structure des racines des nerfs de la moelle épinière

Jusqu'à présent toute l'attention des histologistes a été surtout et même exclusivement fixée sur la structure des organes centraux et moins sur les troncs des nerfs périphériques ; tandis que l'exploration de ces derniers sert tout à fait de guide pour celui des organes centraux, auxquels ils touchent indispensablement. Il n'y a pas un seul élément histologique dans les nerfs périphériques qui ne se retrouve pas aussi dans les organes centraux.

Pourtant, dans les propriétés anatomiques de ces conducteurs, on retrouve quelques-unes des propriétés des éléments figurés des organes centraux, avec lesquels ils ont une liaison intime.

Presque dans tous les ouvrages touchant cet objet, on peut s'assurer que la structure des nerfs périphériques n'a été étudiée presque exclusivement que suivant la direction longitudinale, en dilacérant les nerfs à l'aide d'aiguilles.

Quoique même cette manière d'explorer nous procure dans une certaine mesure un résultat utile, ce n'est qu'en examinant des coupes, et surtout des coupes transversales, qu'on réussit à se faire une opinion précise sur la structure du nerf tout entier, ainsi que de ses parties. La coupe transversale montrant en même temps toutes les parties composées, non-seulement du nerf entier, mais même de parties de ce dernier, — c'est la coupe qui sert de guide, même pour éclaircir ces altérations qui accompagnent le nerf dans les autres modes d'exploration.

I

De l'exploration des nerfs frais et humides sans l'emploi des colorations et des réactifs.

A. Coupes transversales (pl. I, fig. 1, 1', 2, 3, 3', 5, 6). — J'aurai en vue dans ce chapitre la structure du nerf entier, ainsi que celle de ses tubes primitifs, en faisant une description générale, sans toucher à leur plus fine structure, ce qui sera l'objet de la partie suivante.

Je vais commencer la description de la structure des nerfs périphériques, d'après leur exploration sur des coupes transversales à l'état humide, et montées dans le baume du Canada, ou dans la glycérine, ou dans l'albumine, ou non montées.

Si nous examinons la pièce congelée dans la même atmosphère où se produisait la coupe de la pièce, ou de suite après la décongélation de celle-ci dans la chambre, en montant la pièce avec le baume du Canada ou sans ce dernier, la structure du nerf se présente à nous avec l'aspect suivant : Chaque nerf se compose d'un nombre variable de tubes primitifs, ayant un contour rond, paraissant pentagonal et surtout sexagonal à mesure du desséchement ou de la perte d'eau dans la pièce (4, 7, 8 et 9).

Le tube primitif renferme encore un tube à part, rond, cylindre-axe, entouré d'une substance graisseuse nommée myéline.

Ce n'est que sur les pièces desséchées que le cylindre-axe reçoit ordinairement sur les coupes transversales un contour pointillé ou stellaire, tandis que sur les pièces fraîches et humides il prend toujours un contour annulaire avec une cavité distinctement limitée.

Une telle forme polygonale des tubes primitifs se voit, non-seulement là où les tubes se touchent, mais même si les tubes sont isolés. La forme arrondie des tubes primitifs se retient d'autant plus sur une pièce qui se dessèche que la plaque de la pièce est plus épaisse, et *vice versa.* La forme polygonale dans les pièces desséchées prend un aspect arrondi si les pièces sont bien macérées dans l'eau. Les tubes primitifs reçoivent une forme polygonale, même après la macération d'un morceau du nerf dans l'acide chromique, si les pièces se coupent après un dessèchement suffisant du fragment du nerf. On voit par là que la forme polygonale dépend, non pas de la congélation, mais de la perte d'eau. Il est très-probable que la myéline, ayant un plus grand volume dans l'état humide des nerfs, et par conséquent pendant la vie, agrandit, en distendant la paroi polygonale du tube primitif, le volume de ce dernier, et lisse de cette manière les facettes du tube, paraissant seulement avec la diminution du volume de la myéline provenant du dessèchement.

Les tubes primitifs du nerf se rassemblent en petits faisceaux, faisceaux primitifs, et ceux-ci à leur tour se rassemblent en gros faisceaux, faisceaux secondaires.

De même que chez l'homme, ainsi que je l'ai observé, les tubes primitifs ont une figure polygonale chez tous les animaux, chez le chat, le chien, le lapin, le renard, la martre, le loup-cervier et le cheval.

La polygonéité des tubes primitifs sur les pièces desséchées a beaucoup de ressemblance avec celle des faisceaux primitifs des muscles, transversalement striés, observés dans leur état humide, excepté la plus grande étendue des derniers. Cohnheim, en explorant à l'aide de la congélation la structure des muscles transversalement striés, prouve par ses explorations que la congélation ne déforme pas du tout les muscles, si l'on a employé la température de — 6 à — 8 degrés centigrades. On voit, d'après ses recherches, que la forme des faisceaux primitifs des muscles, sur des coupes transversales chez différents animaux, paraît aussi différente en les congelant. Enfin il montre l'égalité des espaces situés entre les faisceaux, donnant ce fait pour preuve de la forme polygonale de ces derniers, comme état tout à fait normal (1).

Il y a quatre espèces de tubes de différents diamètres. — Les tubes primitifs se divisent chez l'homme en quatre espèces, d'après leur épaisseur : deux espèces forment les tubes gros, qu'on remarque bien à l'aide de l'oculaire troisième et de l'objectif quatrième de Hartnack ; les deux autres espèces, tubes minces, exigent pour être distinguées l'objectif numéro 7. Quelques-uns des gros tubes ont un diamètre de 20 μ (2), et les autres 14 μ ; les uns, des minces, ont 8 μ, et les plus minces 3 μ. Le nombre des derniers est plus abondant chez l'homme que chez les autres animaux. Il est indispensable de remarquer que les petits faisceaux primitifs des tubes les plus fins ont très-souvent la même grosseur qu'un gros tube primitif. Malgré quelques variations dans le diamètre des tubes primitifs, ils ne présentent pas plus de variété que les grandeurs indiquées.

Partie pariétale, cylindres-axes, myéline. — Chaque tube primitif a une paroi (pl. I, fig. 1, 1', 2, 4, 8 t), renfermant un tube à part, le cylindre-axe (pl. I, fig. 1, 2, 3, 5 c ; fig. 4 c'), entouré d'une substance graisseuse ou myéline (pl. I, fig. 1 m, et d'autres figures).

Cette substance, dans son état frais et humide, masque en partie, par ses propriétés, les contours des tubes qui paraissent avec la forme polygonale la plus nette après l'altération de la myéline due au desséchement de la pièce. Il prend ici l'aspect d'une substance fine, granuleuse (pl. I, fig. 4, 8, 9).

Le diamètre des cylindres-axes dans les tubes les plus fins est égale à 1 μ, dans les fins — 5 μ, dans les gros — 10 μ et dans les plus gros — 15 μ.

On comprendra, par ce que je viens de dire sur les tubes

(1) *Loc. cit.*

(2) Dans le présent ouvrage, la grandeur des éléments histologiques est exprimée en millimètres d'après la manière recommandée par Listing et J. Vogel, et acceptée par Kölliker dans la 5e édition de son *Traité d'histologie*. Ces signes sont : 1 μ (micro-mil.) = 0,001 ; 10 μ = 0,010 ; 100 μ = 0,100 ; 15 μ = 0,0015.

primitifs, l'incommodité du nom de « *fila nervea seu tubula nervea* » qu'on leur applique ordinairement. Le défaut de cette nomenclature devient encore plus saillant quand on se rappelle que, dans le système nerveux, il se trouve, outre les éléments tubulaires, des éléments qui peuvent être désignés sous le nom de fibres.

De l'espace intertubulaire et des réservoirs. — Les tubes sont séparés les uns des autres par un espace intertubulaire, ayant dans certains endroits des élargissements en forme de cavités étoilées, auxquelles j'ai donné le nom de réservoirs (pl. I, fig. 9 r). Ils reçoivent sur les pièces desséchées une forme stellaire, bornée de lignes droites; tandis que sur les pièces humides, leur volume est plus considérable et leur forme moins régulière.

En pratiquant la ligature de la hanche chez les chats, et en la laissant jusqu'à l'apparition de l'œdème de la jambe, j'obtenais sur les coupes des nerfs, faites au-dessous de la ligature, agrandis dans leur volume, non-seulement des réservoirs, mais aussi des espaces intertubulaires. De pareils essais montrent clairement que les réservoirs sont réellement des cavités lymphatiques.

Du périnèvre de Robin. — D'après cette manière d'exploration, on voit dans les espaces intertubulaires des éléments cellulaires en forme de noyau avec des prolongements placés dans la partie pariétale des tubes, ayant encore leur enveloppe propre. Ils se rapportent ordinairement au tissu conjonctif formant cette enveloppe externe à laquelle Robin a donné le nom de *périnèvre*, et que d'autres auteurs nomment *névrilemme* (pl. I, fig. 8).

a. *Coupes transversales des nerfs après la perte d'eau ou après le dessèchement* (pl. I, fig. 1, 1', 2, 3, 4, 5, 6, 8, 9; pl. II, fig. 10, 11, 12, 13). — Avant de parler avec plus de détails de toutes les parties des tubes nerveux, voyons quelles sont les altérations qui proviennent de la perte d'eau et du desséchement des pièces en général.

L'exploration de ce procès donne le moyen de comprendre en partie l'influence déformante des substances durcissantes, en indiquant les causes de quelques opinions fausses sur la structure des tubes primitifs, et surtout sur celle de leurs cylindres-axes.

La coupe la plus fine du tissu nerveux congelé et placée sur un verre, après être apportée dans la chambre, se sèche entièrement au bout d'une ou deux minutes, et en la montant de suite, c'est-à-dire quand elle n'est pas encore tout à fait sèche, dans le baume du Canada ou la résine de Dammar avec la térébenthine, on verra facilement sur une pareille pièce les tubes primitifs, avec la différente quantité de substances liquides qu'ils renferment.

Ici la partie pariétale du tube primitif et du cylindre-axe reçoit une couleur violette roussâtre; c'est pourquoi ils se distinguent clairement des autres parties du tube. Dans le même but, la pièce peut être montée dans la glycérine, qui attire lentement les parties liquides des éléments histologiques du tissu; mais malgré cela, la myéline est ici sujette à subir plus promptement des altérations particulières, qui masquent en partie l'examen, et pourtant la pièce reçoit en quelques jours une diaphanéité excessive.

Les altérations des tubes nerveux primitifs provenant de la perte des parties liquides qu'ils éprouvent sont les suivantes, comme on le voit sur les dessins ci-joints : la planche I, fig. 1, 1', 2, 3, 3' et 5, représente les tubes primitifs avec la différente quantité des parties liquides ou à des degrés différents de dessèchement. Les pièces sont montées dans la résine de Dammar avec la térébenthine.

Figure 1, pièce avec une plus grande quantité d'eau que les fig. 1', 2, 3 et 3'; figure 5, pièce prête à se dessécher. Ce desséchement s'explique très-clairement sur les figures 4 et 9, photographiées d'après des pièces montées dans le baume du Canada; fig. 6, pièce montée dans la glycérine et commençant déjà à s'altérer sous l'influence de cette dernière substance. Les tubes primitifs ayant une forme ronde reçoivent un contour polygonal qui devient plus marqué successivement et proportionnellement à mesure que la perte d'eau augmente.

Après le dessèchement de la pièce, la configuration polygonale atteint jusqu'au maximum (fig. 4, 7, 8 et 9). Une moindre perte d'eau s'exprime de suite sur la pièce par l'apparition de cette polygonéité des parois des tubes primitifs. Il paraît dans la myéline avec ces altérations dans la partie pariétale des tubes une striation radiée (fig. 7, pl. I). Les tubes primitifs prennent une forme polygonale, même après la macération d'un morceau de nerfs dans les liquides durcissants, mais quand les pièces sont coupées après un dessèchement suffisant (pl. II, fig. 13).

Cette forme des tubes primitifs se voit non-seulement là où les tubes se pressent les uns contre les autres, mais même sur les tubes isolés. Leur forme arrondie se conserve d'autant plus dans une pièce qui se dessèche, que la coupe de la pièce est plus épaisse; et, au contraire, la forme polygonale des pièces desséchées devient de nouveau ronde, quand les pièces sont assez macérées dans l'eau. Il est évident, par tout ce que je viens de dire, que la forme polygonale ne dépend pas de la congélation, mais plutôt de la perte d'eau. Il est probable que la myéline, ayant un plus grand volume dans l'état humide des nerfs et, par conséquent, pendant la vie, en distendant les parois polygonales du tube primitif, agrandit le volume et lisse, de cette manière, les facettes de ce dernier. Les facettes ne paraissent qu'avec la diminution du volume de myéline, consécutive au dessèchement.

La partie pariétale des cylindres-axes, se présentant ordinairement avec un double contour fin, se presse, c'est pourquoi ces derniers se déforment, en acceptant divers tracés dépendant de leur forme arrondie, des tracés d'abord larges et puis étroits en forme de fentes diversement courbées, quelquefois en forme semi-lunaire et souvent stellaires.

Ce n'est qu'après le plus ou moins grand dessèchement de

la pièce, que la cavité ouverte du cylindre-axe devient à peine distincte, et, dans le cas contraire, on la distingue même avec la différente déformation des parois pressées du cylindre-axe.

De pareilles altérations dans les cylindres-axes paraissent évidemment être le résultat de la pression inégale des parois des cylindres dans toute leur étendue.

Avec la diminution du volume des cylindres-axes, la myéline a l'air de suivre leurs contours externes, en se forçant d'occuper tous les réseaux et tous les enfoncements qu'ils forment, d'où il résulte que leurs rapports mutuels varient : tandis que la cavité du cylindre-axe diminue, l'espace rempli de myéline s'élargit. Il est cependant remarquable que plusieurs des cylindres-axes ne changent pas leur forme primitive arrondie, et même après la dessiccation entière de la pièce à la température ordinaire de la chambre, conservant, même sur les coupes transversales, les contours annulaires, ordinairement plus ou moins larges (fig. 4 c′) et quelquefois seulement très-étroits, et, par conséquent, avec la diminution du volume. Quelquefois, elles conservent cet aspect de cavités ouvertes, même sur les pièces faites après macération dans l'acide chromique, après être montées dans la glycérine ou la gélatine (pl. II, fig. 13 c). Le fait susdit de la conservation de la forme des tubes dans les cylindres-axes, même après le dessèchement de la pièce, se rencontre souvent dans les nerfs de l'homme, ainsi que dans ceux des animaux.

Je me suis assuré par les recherches suivantes, faites après l'impression de cet ouvrage, que la présence du contenu, qui se trouve, d'après mon opinion, dans les cylindres-axes, y a aussi son influence.

Peut-être pourra-t-on supposer, dans quelques cas, une solidité pathologique des parois du cylindre-axe. Outre les autres observations, dont je parlerai plus loin, je me suis encore assuré, d'après une observation immédiate sur les pièces fraîches et sur les pièces humides, de la présence d'un contenu dans les cylindres-axes.

Là, où est renfermé ce contenu, la cavité du cylindre-axe se présente entièrement ouverte seulement dans ses limites périphériques, tandis que le milieu est occupé par une substance graisseuse, ayant un contour irrégulier. Quoique le contenu du cylindre-axe s'échappe dans les divers modes de préparation des pièces, je l'ai quelquefois vu occuper sa place, même en employant les substances colorantes.

En examinant ainsi, on peut remarquer quelquefois la présence des gouttes du liquide dans la cavité des cylindres-axes sortant de ces derniers pendant le rétrécissement de la partie pariétale.

Les gouttes du contenu se trouvent souvent hors des limites de la partie pariétale du cylindre-axe, sur la surface de la myéline, dont elles diffèrent par une plus forte diaphanéité et incolorabilité.

Après le montage de la pièce humide dans le baume du Canada ou dans la résine de Dammar, mêlés à la térébenthine, la myéline paraît sous deux formes. Dans quelques-uns des tubes, elle se présente comme une substance brillante, presque homogène, à fine striation dirigée transversalement vers l'axe des tubes et parallèles à chacune de leurs facettes (pl. I, fig. 3 m).

On voit surtout bien les stries transversales en observant à l'aide d'un appareil polarisateur. Dans les autres tubes, la myéline a l'air de corps brillants ou de grains ronds disposés régulièrement en rangées et enfoncés dans son autre substance amorphe. L'espèce de mort de l'animal a une influence sur l'état de la myéline, tantôt en tubes larges, tantôt en tubes étroits. Par exemple, en cas d'empoisonnement par la nicotine, les corps brillants ne paraissent promptement que dans les tubes larges des racines antérieures et postérieures.

b. *Coupe transversale des nerfs sous l'influence des liquides durcissants.* — La perte d'eau dans la pièce séchée à la température ordinaire de la chambre fait une autre impression sur l'aspect et la forme des éléments histologiques que leur perte d'eau, après l'influence des liquides durcissants. La diminution du volume des éléments n'atteint jamais jusqu'à un tel degré, en séchant la pièce congelée à la température ordinaire de la chambre, comme cela arrive par suite du dessèchement après la macération dans les liquides durcissants.

La pièce, faite après la macération dans les liquides durcissants et ensuite desséchée à la température ordinaire de la chambre, pour être montée ensuite dans le baume du Canada, se présente tellement déformée, que quelques-uns des éléments sont à peine distinguables. Ici, leur excessive diminution de volume est suivie de froncements et de différentes ruptures.

Après l'influence sur le tissu nerveux des liquides durcissants, c'est-à-dire après la manière commune de préparer les pièces, paraissent, en général, les altérations suivantes : le volume des tubes diminue visiblement ; ils paraissent avec des contours moins réguliers, pourtant ils sont plus serrés entre eux, d'où il suit que l'espace intertubulaire disparaît presque tout à fait.

La myéline reçoit dans tous les tubes l'aspect de couches grossières ou un aspect fibrillaire ou annulaire avec une direction différente des fibrilles (l'acide chromique), tantôt l'aspect d'une masse amorphe fine, granuleuse (l'alcool et le bichromate de potasse). Les cylindres-axes diminuent plus sensiblement dans leur volume que les parties pariétales des tubes nerveux primitifs, en recevant sur leurs coupes transversales un aspect de petites pointes, quelquefois à surface rude ; alors leur cavité devient ordinairement indistincte ; ils paraissent plus rarement avec des figures étoilées, comme l'ont observé, entre autres observateurs, Ovsiannikoff et Reisner, sur les pièces conservées dans l'acide chromique, mais sans définir ce fait.

Si une telle pièce est macérée dans la térébenthine avant d'être montée, le volume des tubes primitifs se rétablit un peu par l'action de cette substance sur la myéline, cette dernière se gonfle et devient transparente ; mais pourtant, si la pièce a préalablement macéré dans l'alcool, les tubes nerveux reçoivent une forme ronde et unie. Les cylindres-axes reçoivent l'aspect de tiges fines et arrondies, où l'on ne remarque point de cavités. On comprend par là pourquoi, sur la coupe transversale, le tube primitif avec son cylindre-axe se présente aux observateurs en forme d'un anneau, ayant à son centre une tige en forme de pointe : — ⊙.

Si le tube primitif est dans son état frais et humide, le diamètre en 20 μ et le cylindre-axe en 16 μ, après l'influence de l'acide chromique et la macération dans la térébenthine, le volume devient égal à 16 μ et celui du cylindre-axe à 6 μ et moins.

B. DE L'EXPLORATION LONGITUDINALE DES NERFS DANS LEUR ÉTAT HUMIDE. — a. *Tubes nerveux primitifs.* — Ayant déjà une idée sur l'existence de tubes primitifs et de cylindres-axes de différents diamètres, et connaissant en partie les altérations des derniers et de la myéline, nous obtenons déjà la possibilité d'expliquer la cause de ces divers aspects, dans lesquels paraissent les tubes primitifs et les cylindres-axes dans leur position longitudinale.

Les explorations longitudinales peuvent avoir lieu ou à l'aide de la dilacération du nerf au moyen d'aiguilles ou à l'aide des coupes.

Dilacération du nerf à l'aide d'aiguilles (pl. II, fig. 14, 15, 16, 17 et 18). — Un morceau du nerf se partage légèrement à l'aide d'aiguilles en tubes primitifs isolés, et alors ils sont inévitablement sujets à la distension. La dilacération à l'aide d'aiguilles peut même rompre l'intégrité des tubes, de telle manière que les cylindres-axes se dénudent facilement et souvent dans une grande étendue.

Les tubes primitifs, montés dans la glycérine ou l'albumine d'œuf, se présentent tantôt avec un double contour, tantôt avec un seul contour. La dénomination « à double contour » se rapporte ordinairement aux tubes où le cylindre-axe et la myéline se distinguent entre eux par une réfraction observée à travers les parois du tube primitif.

Le double contour s'explique par ce large espace rempli de

myéline, qui existe entre le cylindre-axe et la partie pariétale du tube primitif (pl. II, fig. 14). Cependant les tubes désignés sous le nom de tubes à un seul contour, où le cylindre-axe et la myéline ne paraissent pas de différente manière, ont pourtant la forme à double contour, mais seulement ce dernier dépend ici de l'épaisseur de la partie pariétale et se présente sous l'aspect d'un double contour mince.

Le meilleur moyen pour nous assurer que le double contour large dépend de la myéline, nous est fourni par l'examen à l'aide de l'appareil polarisateur, montrant les tubes à double contour et donnant le moyen de distinguer les limites de la myéline et du cylindre-axe. Les tubes se présentent avec un seul contour, si toute la myéline revêt l'aspect granuleux. Le même tube, suivant le différent état de la myéline, prend sur son prolongement l'aspect d'un tube à double contour d'un côté, et d'un tube à un seul contour de l'autre (pl. II, fig. 14 d); cela prouve clairement que le double contour ne peut pas être regardé comme un signe distinguant seulement l'aspect connu des tubes primitifs.

Comme la relation mutuelle entre le volume du cylindre-axe et de la myéline varie, on comprendra que la grosseur du double contour, observée suivant la direction longitudinale des tubes, est très-différente. Que les tubes primitifs aient deux enveloppes, nous nous en assurons, outre les différentes manières de recherche, dont je parlerai plus loin, dans les enseignements que nous donnent les faits suivants : 1° L'enveloppe propre dans la distension, à cause des ruptures, se rétrécit isolément de la tunique externe, et en ce cas, cette dernière se voit disposée comme un pont au-dessus d'endroits si amincis du tube et se distinguent pourtant par la présence dans son intérieur des noyaux. 2° Quand l'enveloppe externe se rompt artificiellement pendant la dilacération à l'aide d'aiguilles, la myéline se retient encore dans ses limites par l'enveloppe propre des tubes.

La relation de l'enveloppe externe avec les tubes primitifs paraît sous deux aspects : tandis que dans certains tubes la présence de l'enveloppe externe s'annonce par sa grosseur plus ou moins grande, dans d'autres, au contraire, elle est très-fine et se serre fortement à son enveloppe propre.

Ce n'est que Kölliker qui fit attention à ce différent aspect des tubes, avec les enveloppes plus ou moins éloignées des filaments au contour foncé, ajoutant que Robin nomma *perinevrium* la première d'entre elles. De cette manière paraissent, dans les tubes primitifs dont l'enveloppe externe est bien éloignée, trois substances diversement réfractées : l'une appartient au cylindre-axe, l'autre à la myéline et la troisième à l'enveloppe externe. Dans les tubes, dont l'enveloppe est bien approchée, il n'y a que deux substances à quoi on ne remarque point la dernière, elle se réunit avec le contour de son enveloppe propre. Cette différence dans les tubes dépend de la grosseur de l'enveloppe externe, ainsi que des différents degrés de la rétraction reçue par l'enveloppe propre et externe dans le mode d'exploration artificielle, que nous voyons dans la dilacération du nerf à l'aide d'aiguilles.

La surface externe des tubes se présente tantôt striée longitudinalement (pl. II, fig. 16); tantôt avec une apparence nucléaire plus ou moins grande ; tantôt, enfin, avec un différent genre de plis à double contour, transversalement striés ou obliques (pl. II, fig. 15).

Très-souvent les tubes montés dans la glycérine reçoivent une striation transversale grossière, dépendant de la rétraction de leur propre enveloppe (pl. II, fig. 17). L'altération particulière de la partie pariétale des tubes fins, consécutive à la distension, amène l'apparition de fibres, nommées variqueuses, qu'on examine pourtant, le plus souvent, dans les organes centraux du système nerveux, et nommément dans leurs cylindres-axes. Ce fait se passe dans les tubes primitifs à cause de la quantité inégale de myéline sur l'étendue du tube distendu.

La variquosité dépend de l'apparition sur la distension d'un tube primitif d'épaississements ou élargissements plus ou moins égaux de volume, suivant quelquefois très-régulièrement l'ordre et ayant lieu dans les limites de l'enveloppe propre. L'enveloppe propre reçoit dans certains tubes primitifs un contour régulier, ondulé, ou sinueux, d'où il suit que les élargissements deviennent faiblement exprimés ; tandis que dans d'autres, les élargissements atteignant jusqu'au volume extrême, suivant régulièrement un ordre à des intervalles égaux aux rétrécissements, donnent au tube primitif un aspect en forme de chapelets (tubes variqueux proprement dits).

Les élargissements de telle et telle forme paraissent entre deux stries transversales, dont je parlerai plus loin, visibles dans l'enveloppe propre, par la distension du tube. Il est quelquefois facile de remarquer dans la distension de quelques-uns, et souvent de la plupart des tubes primitifs, des rétrécissements isolés ou étranglements, exprimés d'un aspect plus grave par un gros trait à une grande distension du tube, quelquefois par deux traits à la distance d'un, de deux ou plusieurs millimètres entre eux.

Si ces rétrécissements paraissent sous la forme d'un trait transversal, fixant les limites du tube au moyen d'enfoncements plus ou moins profonds, souvent les derniers n'existent point, et de cette manière il n'y a pas ici de marques de rétrécissement du tube. Kölliker et Frey rapportent ces rétrécissements à des apparitions artificielles dues à la distension du tube, et depuis peu, Ranvier, les ayant étudiés d'une façon particulière, leur donna le nom d'*étranglements annulaires*, en expliquant d'une façon inexacte, à mon avis, leurs propriétés ; j'en parlerai plus loin.

Les étranglements se voient facilement en explorant le nerf au moyen de la dilacération par les aiguilles sur les pièces humides et les pièces desséchées, colorées ou sans coloration ; mais ils se rencontrent très-rarement avec des enfoncements sur les pièces, quoique dilacérées au moyen des aiguilles, mais après une macération préalable d'un nerf dans les liquides durcissants, dans l'alcool ou l'acide chromique, par exemple. Les étranglements ou seulement un trait transversal gravement exprimé ont lieu dans l'enveloppe propre ; s'il y a des enfoncements, il est facile de voir au niveau des enfoncements le prolongement d'une enveloppe externe des tubes avec les noyaux bien distinctifs de la dernière, en passant en forme d'un pont dans les enfoncements d'une partie du tube sur une autre. L'enfoncement paraît quelquefois seulement d'un côté du tube. Les enfoncements paraissent toujours avec des bouts du tube, plus ou moins rondement raffinés.

Il est clair qu'une strie transversale paraît d'autant plus courte, que l'enfoncement est plus profond, et réciproquement. La profondeur des enfoncements, déterminant l'étranglement, est diverse; quelquefois elle atteint tout directement jusqu'au cylindre-axe, quelquefois elle s'exprime très-faiblement, est à peine marquée, ce qui dépend sans doute du degré de la distension du tube pendant la préparation de la pièce.

Si l'endroit de la soudure ou de la jonction des deux parties du tube s'exprime le plus souvent par une strie transversale isolée, entourant toute la surface du tube, il se présente souvent dans une position oblique, aux extrémités du tube, en forme d'un anneau. Cela dépend aussi de la position du contour entier de la strie transversale. En colorant les pièces, par exemple, avec la fuchsine additionnée d'acide acétique, la coloration exprime en ce cas le trait par un anneau, dont la myéline n'est point colorée. Si nous avons devant nous un tube, dont le cylindre-axe est visible, au niveau des étranglements décrits, le cylindre-axe se présente ordinairement avec un aspect sinueux, ce qui prouve sa distension en même temps que celle de l'enveloppe propre du tube au niveau de l'étranglement. On peut voir que l'enveloppe propre se rompt et le cylindre-axe se dénude sous l'action d'une distension plus ou moins considérable.

De l'exploration des tubes primitifs sur les coupes longitudinales (pl. III, fig. 20, 21, 22). — Une coupe suivant l'épaisseur du nerf et faite dans la direction longitudinale présente ordinairement les tubes primitifs sous différents aspects : cela dépend du rapport de la coupe du nerf à son épaisseur.

Comme les cylindres-axes se dénudent, la position serrée des tubes primitifs et des cylindres-axes exige une distinction attentive des différents éléments figurés. Pourtant, la myéline qui sort des tubes masque souvent les uns et les autres, surtout si la pièce est montée dans un liquide de telle espèce, qu'il agisse sur l'altération de la myéline. Les pièces montées dans leur état humide dans la résine de Dammar avec la térébenthine, servent de matériel pour la distinction claire des éléments. Les cylindres-axes, comme je l'ai dit, reçoivent la couleur violette rosâtre ; il devient facile de les distinguer des tubes primitifs, où ils sont enfermés. La coupe, en pénétrant l'épaisseur du tube primitif, le présente souvent en forme d'un chéneau fourni de bords diversement raccourcis de propre enveloppe découpée. L'enveloppe externe ne paraît ici qu'en quelques endroits de la pièce.

b. *Des cylindres-axes.*—Les cylindres-axes peuvent être examinés : 1° enfermés dans les tubes nerveux primitifs ; 2° en forme de tiges, sortant des tubes nerveux primitifs, et enfin 3° en forme de tubes dépourvus dans un grand espace de myéline et d'enveloppes des tubes nerveux primitifs. Dans tous les cas de l'observation longitudinale, ils se présentent en forme de tubes à double contour fin, tubes pâles, dont le double contour le plus fin se forme de leur enveloppe propre et se distingue par son éclat et par sa diaphanéité.

Des cylindres-axes dans les pièces préparées par la dilacération des tubes primitifs à l'aide d'aiguilles (pl. II, fig. 17, 18). — Lorsqu'on examine les rapports volumineux entre les cylindres-axes et l'enveloppe propre du tube nerveux primitif sous l'influence de leur distension pendant la préparation de la pièce, en dilacérant le nerf avec les aiguilles, on constate les apparitions suivantes. Quelquefois le cylindre-axe se rompt et même en plusieurs endroits, tandis que la partie pariétale des tubes primitifs reste dans son état entier. En ce cas, le cylindre-axe paraît avec des contours très-irréguliers, avec un amincissement variable et en forme de masses plus ou moins isolées. Dans d'autres cas, le cylindre-axe se conserve dans son état entier et ce n'est que l'enveloppe propre du tube nerveux primitif qui se rompt, et en ce cas le cylindre-axe devient visible entre les bouts déchirés de l'enveloppe propre du tube nerveux. On voit souvent dans la distension du tube nerveux, sans se rompre en aucune de ses parties, que le grossissement et l'amincissement du cylindre-axe ne correspondent pas à un grossissement et à un amincissement pareils du tube nerveux primitif; ainsi, par exemple, le cylindre-axe peut prendre la forme d'un filament variqueux, tandis que les parois du tube nerveux conservent leur état normal. Quelquefois l'élargissement du cylindre-axe n'a lieu que dans une des parties, et prend alors la forme d'un cône. La fraction des rapports de l'étendue entre le cylindre-axe et la partie pariétale du tube primitif peut être encore observée sous l'influence des réactifs, comme par exemple, l'excès d'acide acétique; le cylindre-axe, en s'amincissant, revêt souvent un contour tortueux, même dans les pièces faites par la coupe.

Les contours des cylindres-axes dénudés se présentent souvent aussi plissés et raboteux, ce qui dépend du raccourcissement de leur enveloppe propre, raccourcissement semblable à celui qui a lieu dans l'enveloppe propre des tubes nerveux primitifs.

Beaucoup d'observations me donnent le droit de conclure que si, dans la plupart des cas, le contenu du cylindre-axe se présente ordinairement sous un aspect liquide, il sort quelquefois du cylindre sous la forme d'une tige solide. Dans la pièce que je conserve, faite des nerfs du lynx, et montée dans la glycérine, le cylindre-axe se présente sur l'un de ses bouts dénué de myéline et de l'enveloppe du tube primitif, et de l'autre bout enfermé dans ces derniers.

C'est sur son bout dénudé qu'on peut voir avec la plus grande clarté le contenu du cylindre-axe, sortant en forme d'une tige. De tous les observateurs, Stilling, seul, montre un pareil fait (1). Il s'est convaincu de l'existence d'un élément

(1) *Ueber den Baud der Nervenprimitiffasern und der Nervenzellen.* 1856, p. 38.

figuré dans l'intérieur des certains cylindres-axes, qu'il nomme « *centralschicht*, » d'après des pièces faites à l'aide de la dilacération du nerf par les aiguilles, ainsi que d'après des coupes transversales et obliques. La fig. 26, pl. II, de son ouvrage cité, représente cette partie interne du cylindre-axe, qu'on voit entre les bouts réciproquement éloignés du cylindre-axe un peu déchiré. Par conséquent, ici, la partie interne ou le contenu, en sortant en forme de tige du cylindre-axe, se présente dans le même rapport pour le cylindre-axe que ce dernier pour la partie pariétale du tube primitif.

Exploration du cylindre-axe sur les pièces faites par coupes (pl III, fig. 20, 21, 22). — Sur les pièces faites par coupes, les cylindres-axes reçoivent différentes formes, comme les tubes nerveux primitifs, selon le rapport de la coupe à leur masse. A travers la partie pariétale du tube nerveux, le cylindre-axe sans coloration se voit avec la plus grande clarté sur les pièces humides, montées dans la résine de Dammar, avec la térébenthine. Si le cylindre-axe se présente ordinairement en forme d'un tube fin à double contour, avec un diamètre égal dans toute sa longueur, alors même cette manière d'explorer laisse voir les élargissements en forme de sac, qui répondent sûrement à un état pathologique. Sur les figures appliquées (pl. III, fig. 20, 22), le cylindre-axe se présente dénudé, quand le tube primitif est coupé dans la masse. Un de ses bouts coupé transversalement (c'), présente un contour annulaire ; sur la suite du cylindre-axe (fig. 20), on voit un pli transversal qui tient à la position courbée, dans laquelle il a été placé avant d'être congelé. Si la coupe pénètre la masse du cylindre-axe, ce dernier paraît alors en forme de chéneau, avec des bords diversement redressés. Avec une forte congélation, les cylindres-axes se rompent ; et alors dans ces endroits paraissent les élargissements avec des fentes. Le contenu du cylindre-axe reçoit quelquefois l'aspect d'une masse granuleuse, comme la myéline ; on peut le voir sur la fig. 3 m', pl. I, et la fig. 6 de la même planche.

Le fait qu'on remarque le plus souvent, en examinant les coupes du cylindre-axe, c'est l'élargissement de son extrémité avec la formation des fentes. Hannover (1) a parlé déjà de ce fait, en le prenant pour preuve de ce que le cylindre-axe est un tube.

II

Recherches sur la structure des nerfs avec différents modes d'exploration et en employant les colorations.

A. *De la partie pariétale des tubes nerveux.* — Colorée par la cochenille et l'acide acétique, la coupe transversale du nerf fait voir les tubes primitifs avec des contours bien déterminés (pl. I, fig. 4, 9 ; pl. II, fig. 11, 12).

De l'enveloppe propre ou interne des tubes primitifs. — On aperçoit sur les coupes transversalement obliques, en ouvrant leur cavité dans un grand espace, que la partie pariétale a l'air transversalement strié (pl. II, fig. 11 h).

Les stries transversales se trouvent de chaque côté du tube polygonal ; ces stries sont très-rapprochées l'une de l'autre et se voient sur les deux surfaces, sur la surface externe et sur l'interne.

Les stries transversales, colorées par la cochenille, sont parallèles l'une à l'autre ou se divisent par des intervalles non colorés, dont la largeur est un peu plus grande que celle des stries colorées. La pièce étant encore colorée par l'acide picrique, elle teint d'une couleur jaune ces intervalles restés sans coloration par la cochenille ; elle teint aussi la myéline. De cette manière, on reçoit la pièce avec les parties diversement colorées, ou seulement les stries de la partie pariétale, et les parois des cylindres-axes reçoivent la couleur rouge de la cochenille ; tandis que toutes les autres parties reçoivent la cou-

(1) *Recherches microscopiques sur le système nerveux*. 1854.

leur jaune de la picrine, excepté les cavités des cylindres-axes, restées incolores. Les stries transversales d'un côté du tube se joignent sans s'interrompre sur leurs facettes avec les stries des côtés voisins. La striation transversale a lieu avec la coloration par la fuchsine, mais elle est plus faible; elle se voit aussi dans l'exploration longitudinale des tubes sur les pièces préparées par la dilacération du nerf à l'aide des aiguilles. Les stries transversales seulement se trouvent à une grande distance l'une de l'autre, et pourtant changent en partie leur position régulièrement transversale.

Mais il ne faut point confondre cette striation transversale avec les plis transversaux, paraissant comme résultat de l'extension et de la contraction de l'enveloppe propre des tubes (pl. II, fig. 17). Ainsi, la partie pariétale des tubes, ou plutôt leur enveloppe propre, a l'aspect transversalement strié, ce qui prouve qu'elle n'est point « une membrane tout à fait homogène », suivant l'opinion de Kölliker.

Quelques-unes de mes observations donnent, en partie, le droit de poser la proposition suivante sur la structure de l'enveloppe propre, à savoir qu'elle se compose de cellules semblables à l'épithèle, dont les limites se forcent à se joindre, présentent cette striation transversale.

Cependant la difficulté d'exploration sur l'enveloppe propre, dans son état isolé, ne donne pas encore le droit de considérer cette conclusion comme décisive.

Dans la coloration des pièces faites au moyen de la dilacération du nerf par les aiguilles, c'est la strie transversale, scindant le tube au niveau des étranglements décrits, qui se colore de la couleur la plus foncée.

De l'enveloppe externe des tubes primitifs. — En examinant longitudinalement la surface externe des tubes, la striation longitudinale de l'enveloppe externe, qui se voit souvent sans réactifs et sans colorations, comme je l'ai déjà dit dans la première partie de cet ouvrage, reçoit de la coloration par la cochenille avec l'acide acétique, et ensuite par l'acide picrique, la couleur de la coloration de cochenille, tandis que les autres parties du tube reçoivent la couleur de la picrine. La striation longitudinale s'aperçoit très-souvent et distinctement après la macération dans les liquides durcissants.

La surface externe des tubes change de vue après la coloration par la cochenille seule ou mêlée avec de l'acide muriatique, ainsi qu'après la coloration par la fuchsine additionnée de quelques gouttes d'acide acétique, ou par l'acide de cochenille. Ici, sur toute la surface externe du tube, sur les pièces humides, ainsi que sur les pièces desséchées, on voit très-distinctement (pl. I, fig. 8 n; III, fig. 23 et 24) les noyaux connus comme partie la plus importante des filaments nommés. De cette manière, il est clair que l'apparence fibrillaire ou nucléo-fibrillaire de la surface externe des tubes dépend aussi du mode d'exploration, parmi lesquels les uns montrent très-clairement la présence de noyaux; les autres, au contraire, présentent le même tissu comme fibrillaire. Les noyaux ovalement arrondis, contenant des grains dans l'intérieur, et ayant dans leur direction longitudinale 14 μ, et dans la transversale 10 μ, sont placés suivant leur longueur et particulièrement dans une direction parallèle à la longueur du tube.

Avec le desséchement de la pièce, le diamètre du noyau, surtout le diamètre transversal, diminue et descend quelquefois jusqu'à 2 μ. Des deux bouts opposés de ces noyaux sort un et quelquefois deux prolongements. Un des prolongements sur chacun des bouts opposés du noyau se dirige parallèlement à la longueur du tube, en se joignant avec son pareil, allant du noyau placé plus haut ou plus bas et se trouvant sur la même surface que ce dernier. De cette manière, le rang des noyaux avec leurs prolongements, placés dans la direction longitudinale vers le tube, forme cet élément fibrillaire qu'on avait vu en colorant par la cochenille avec l'acide acétique. Les autres prolongements de noyaux s'unissent mutuellement, non pas dans leur direction parallèle à la longueur du tube, mais dans une direction plus ou moins oblique. Les noyaux, avec leurs prolongements, forment l'enveloppe externe des tubes, que Robin a nommé *périnèvre;* seulement elle est décrite par lui avec un autre aspect. Si nous examinons la coupe transversale du nerf, coloré par la fuchsine et l'acide picrique, nous verrons que, seuls, les noyaux avec leurs prolongements ont reçu la couleur foncée de la fuchsine ; l'enveloppe propre des tubes se teint très-peu, tandis que la myéline reçoit la couleur jaune de la picrine. Examinant ainsi longitudinalement les pièces préparées de cette manière, les tubes primitifs ont une couleur jaune, et les noyaux avec leurs prolongements, vivement teints de fuchsine, se voient ici avec une clarté particulière. Ce n'est, sans doute, que grâce à la transparence, la finesse et la faible coloration de l'enveloppe propre, qu'elle se masque ici par la myéline jaune, qui se voit à travers elle.

Les noyaux de l'enveloppe externe reçoivent une forme plutôt ronde que ovale sur les pièces macérées dans l'alcool, et ensuite dans la térébenthine. Quoique quelquefois, en partageant soigneusement les tubes avec des aiguilles, on aperçoive les noyaux avec leurs prolongements dans un état isolé, il arrive cependant, le plus souvent, qu'on entraine avec eux des morceaux de l'enveloppe la plus fine, qui se trouve avec les noyaux dans une liaison non interrompue, appartenant à une substance internucléaire.

La vue de l'enveloppe externe, que j'ai décrite, forme une enveloppe noyau-fibrillaire et réticulaire à cause de la structure mal déterminée de la substance, qui se trouve entre les noyaux et leurs prolongements. Toutes les colorations découvrent très-vite et facilement les noyaux avec leurs prolongements ; ce n'est que sous une influence plus prolongée, surtout sous l'influence de la fuchsine sur la pièce, que se colore leur substance internucléaire ; mais dans ce cas, en examinant cette enveloppe sur la surface des tubes primitifs, on rapportera facilement cette coloration à l'enveloppe propre et à la myéline, qui se trouve au-dessous d'elle. La liaison intime, qui règne entre les enveloppes, propre et externe, des tubes primitifs, rend très-difficile la distinction de leur plus fine structure. En examinant le nerf avec tous les tubes qui le forment, ainsi qu'avec tous les faisceaux et les vaisseaux, il est facile de s'assurer que les noyaux décrits existent non-seulement sur la surface externe des tubes primitifs, mais aussi dans l'enveloppe, entourant les faisceaux ou dans le névrilème, ainsi que sur la surface externe des vaisseaux (*tunica adventitia*), et enfin, on les voit nettement dans les parois des plus fins vaisseaux capillaires.

En m'adressant avant tout à la plus fine structure des vaisseaux capillaires dans les nerfs, dont le diamètre est égal à celui des gros tubes nerveux, en employant la coloration avec la fuchsine, j'ai trouvé, comme beaucoup d'autres observateurs (Stricker, Vivodzeff, Chrjonschevsky, Legros, Robin, Eberth), que les parois des vaisseaux capillaires semblent être formées de cellules d'épithélium polygonal (*Pflasterepithelium*, *épithélium pavimenteux*), qui sont toujours plus ou moins difficiles à distinguer. Le professeur Chrjonschevsky (1) a décrit le premier les noyaux des capillaires, comme ceux de leur épithélium. J'ai trouvé encore dans les noyaux de ces cellules épithéliales des prolongements joints aux noyaux, qui, avec les noyaux, présentent toutes les propriétés que nous avons décrites dans l'enveloppe externe des tubes nerveux primitifs. Cette observation attira mon attention d'une façon particulière sur la structure de l'enveloppe externe des tubes nerveux, et je me suis assuré qu'elle se compose du tissu épithélial de la même espèce que celui qu'on aperçoit dans les vaisseaux capillaires. Suivant mes observations, les noyaux de l'enveloppe externe, mais avec les prolongements que j'y ai encore trouvés, sont les noyaux des cellules épithéliales, qui paraissent isolées avec leurs prolongements, et qu'on ne prend pour cellules du tissu conjonctif, que parce que le corps des cellules épithéliales, grâce à leur finesse, leur transparence, et sûrement à leur

(1) *Ueber die feinere Structur der Blutcapillaren*, von D-r Chrjonschevsky; *Archiv für pathol. Anatomie*, von Rud. Virchow, 35 Band. 1 Heft. 1866.

prompte altérabilité, se distinguent très-difficilement. On comprend par conséquent que ce n'est que par l'altérabilité des cellules épithéliales, que leurs corps se présentent comme une substance amorphe, interposée entre les noyaux.

J'ai une pièce où l'on voit très-clairement ce que je viens de dire ; la pièce, après dessiccation, a été montée dans le baume du Canada. Cette pièce est préparée après la macération du tissu nerveux pendant deux jours dans la solution de bichromate de potasse, et traitée ensuite par le natre, et après être lavée dans l'eau, elle était colorée avec la fuchsine, additionnée de quelques gouttes d'acide acétique.

Frommann, comme on sait, a étudié avec une grande attention non-seulement les prolongements des noyaux et les nucléoles des cellules nerveuses, mais aussi les prolongements de ces noyaux, qui se rapportent jusqu'à présent aux cellules du tissu conjonctif (1), mais encore plutôt les prolongements des noyaux d'épithélium furent étudiés par Hensen, quoiqu'il les ait décrits sous une autre forme (2).

Les noyaux se trouvent dans l'enveloppe externe de tous les tubes primitifs des nerfs périphériques, mais leur quantité est différente : les embryons en ont surtout beaucoup ; leur quantité se trouve en corrélation avec le degré de développement du tissu, comme l'a indiqué Virchow. Plus le tissu est jeune, plus il s'approche de la forme cellulaire, et dans les cas contraires, de la forme fibrillaire.

En explorant le nerf sur une coupe transversale avec les colorations, conservant la forme noyau fibrillaire de l'enveloppe externe (pl. I, fig. 8), nous trouvons que les contours des tubes ne sont pas déjà si vivement indiqués, masqués qu'ils sont par les noyaux de cette enveloppe externe. Les noyaux se trouvant

(1) *Untersuchungen über die normale und pathologische Anatomie des Ruckenmarks.* 1 Theil. 1867.

(2) *Ueber die Entwicekelung der Gewebe und der Nerven im Schwanze der Froschlarve.* Dr Hensen. In *Archiv für path. Anatomie,* von Rud. Virchow, 31 Band. 1 Heft. 1864.

dans l'espace intertubulaire, s'approchent plus de la partie pariétale des tubes et, dans certains endroits, ils s'amassent et forment des espèces de petits nids (pl. I, fig. 8 n), au moyen desquels surtout l'enveloppe externe de chaque tube se trouve dans un rapport intime avec l'enveloppe analogue des autres tubes.

La séparation des tubes par la dilacération à l'aide d'aiguilles se passe dans les limites de cette enveloppe externe. Cette même enveloppe est très-répandue, comme nous le verrons, dans les organes centraux (*névroglie* de Virchow, *reticulum* de Kölliker).

Ce n'est seulement que dans ce sens, sur la structure de l'enveloppe externe, qu'ont quelque signification les recherches de Koutschin (1) et de Frentzel (2) sur la présence des cellules épithéliales, entourant la capsule des cellules nerveuses. La même observation a déjà été faite par Kölliker, j'en parlerai plus loin; d'après Frentzel, R. Wagner, nommant « *helle Kreisrunde Zellchen mit einem centralen kern* », aussi Robin, Remak, Kollmann et Arnstein. Hoyer dit que les cellules dites du tissu conjonctif de la capsule, entourant les corpuscules de Pacchini sont les noyaux des cellules épithéliales, ce que témoigne le docteur Paul Michelson à Kœnigsberg (3). La conjonction intime entre l'enveloppe externe et l'enveloppe interne est, sans doute, la cause qui a fait rapporter les noyaux de l'enveloppe externe à l'enveloppe interne.

Idées des différents histologistes sur les enveloppes des tubes primitifs. — La différence entre les idées sur la structure de la partie pariétale des tubes primitifs se fonde surtout sur cette circonstance, que tandis que certains observateurs acceptent l'existence de deux enveloppes dans les tubes primitifs — l'en-

(1) Медицинскій Вѣстникъ. N° 34. 1857.

(2) *Beitrag zur Kenntniss von der Structur der spinalen und sympathischen Ganglienzellen.* In *Archiv für path. Anatomie*, von Rud. Virchow. 38 Band. 4 Heft. 1867.

(3) *Archiv für mikroscopische Anatomie*, von M. Schultze, 1869, dans le chapitre *für Histologie der Vater-pacinischen Körperchen.*

veloppe propre et l'externe — les autres, au contraire, n'acceptent qu'une seule enveloppe.

La partie pariétale des tubes, qui est connue surtout depuis les recherches de Schwann, fut observée comme leur unique enveloppe, dans laquelle Schwann, Rosenthal, Schiff et Kölliker, ont accepté l'existence de noyaux.

Seulement Henle rapporta justement la présence des noyaux à une enveloppe externe distincte du tube, qui, selon son opinion, a une enveloppe propre. Reissner parle de l'existence des noyaux sur la face externe de toutes les gaînes primitives.

Robin nomme l'enveloppe externe des tubes *périnèvre* décrivant cette dernière comme une enveloppe composée d'une substance homogène, souvent avec des stries transversales et une fine granulation. Parlant des noyaux (noyaux sans nucléoles), il ne dit rien de leurs prolongements. L'enveloppe propre des tubes, d'après Robin, se présente homogène, transparente, quelquefois légèrement plissée, finement striée, pas du tout fibrillaire; c'est seulement chez les embryons qu'elle a par ci par là, quelques noyaux. L'enveloppe externe, d'après son opinion, se trouve seulement dans les nerfs blancs; il n'y en a pas du tout dans les gris : elle forme des enveloppes pour les tubes primitifs (disposition tubulaire), entourant ces derniers comme le myolemme, qui couvre les faisceaux transversalement striés des muscles volontaires. Elle s'étend jusqu'à la terminaison des tubes isolés. L'épaisseur de chaque tube du périnèvre égale 2-3 μ (1).

Leydig remarque que le nom donné par Robin se rapporte à l'enveloppe, déjà connue sous le nom de *névrilemme*. Il pense que l'enveloppe externe des tubes est aussi un névrilemme, consistant en du tissu conjonctif, qui couvre les faisceaux des tubes, entourant seulement un petit nombre de filaments nerveux; mais, selon son opinion, elle n'a point de noyaux (2).

(1) *Dictionnaire de Nysten;* édition de 1858. — *Archiv. général.* Sur le périnèvre. 1854.

(2) *Traité d'histologie comparée.* 1866.

Frey, quoiqu'il divise les tubes nerveux en tubes médullaires et tubes non médullaires, et qu'il ne trouve les noyaux que dans les premiers, dit pourtant que tous les tubes nerveux à l'état embryonnaire ont des noyaux (1).

Si la plupart des histologistes ne prennent pas le noyau pour un appareil proprement nerveux, Stilling, au contraire, admet cette propriété même à ces noyaux. Virchow, acceptant l'existence d'une enveloppe propre, admet en même temps le périnévrium, et pourtant, comme un tissu conjonctif, réunissent en faisceaux les tubes primitifs (2).

Les noyaux de l'enveloppe externe portent chez plusieurs histologistes le nom de corps de Virchow (*Bindegevebs-Korperchen*). M. Schültze donne à toutes les enveloppes, contenant des noyaux, le nom de *névrilemme ;* ce même nom, Virchow et Robin le donnent à l'enveloppe qui couvre les faisceaux secondaires des tubes. M. Schültze, acceptant l'existence d'une enveloppe dans les tubes, l'enveloppe de Schwann (c'est elle qu'il prend aussi pour le névrilemme, périnévrium), la décrit comme n'ayant pas de structure semblable, par ses propriétés chimiques, au sarcolemme, ou formée de plusieurs filaments longitudinaux du tissu conjonctif. On peut y voir les noyaux ; elle peut être plus ou moins épaisse (3). Robin rapporte le névrilemme au tissu lamineux (4), renversant l'opinion des histologistes qui le prennent pour du tissu conjonctif. Le périnèvre, ainsi que l'enveloppe propre, Robin les rapporte à un groupe d'éléments formés — éléments figurés, éléments tubulaires en général, auxquels ajoute encore le sarcolemme et les vaisseaux capillaires (5).

L'enveloppe propre des tubes, d'après Kölliker, paraît claire-

(1) Frey, *Das Microscop*, etc. 1863.

(2) *Pathologie cellulaire* de Virchow, traduction russe. 1859.

(3) *Allgemeines über die Strucktur-Elemente des Nervensystems. Handbuch der Lehre von den Geweben*, herausgegeben, von Stricker. 1868.

(4) *Dictionnaire encyclopédique des sciences médicales*, publié sous la direction du docteur Dechambre. 1869.

(5) *Programme du cours d'histologie*, par Ch. Robin. 1864.

ment après l'ébullition dans l'alcool absolu et ensuite dans l'acide acétique, ou traitée à l'aide du natre-caustique. Après l'ébullition dans le natre, on reçoit des morceaux isolés de parois, qui ont de la ressemblance avec les tubes (*membrana propria*) des canaux urinaires. Les enveloppes deviennent plus visibles après être traitées par l'acide azotique fumant, en y ajoutant de l'alcali caustique. L'enveloppe propre des tubes avec les noyaux qui s'y rapportent, est prise par Kölliker pour un simple tissu conjonctif ou *epithelia spuria*. Voici comment il décrit la structure des tubes primitifs :

« Les tubes primitifs se composent d'une enveloppe très-délicate, transparente, homogène et élastique, — enveloppe primitive de Schwann (enveloppe de Schwann, membrane limitante de Valentin, nevrilemma de M. Schültze), — qu'on ne voit point sur les filaments primitifs non altérés, excepté quelques parties, et qui ne devient visible que sous l'influence de quelques réactifs. Dans ses propriétés chimiques, elle est semblable au sarcolemme des muscles. Sur la surface intérieure de l'enveloppe propre et sûrement dans sa substance même, on remarque la présence de noyaux cellulaires (*Zellenkerne*) et partant, dans tous les tubes. » J'ai déjà parlé de l'opinion de Kölliker sur l'existence dans les tubes primitifs de deux sortes d'enveloppes apparemment différentes, «*dasz es zweierlei scheinbar verschieden Scheiden der Primitif fasern gibt* (1) ». Julius Arnold, acceptant l'identité entre les enveloppes des muscles transversalement striés et les nerfs, donne le nom de *névrilemme* à l'enveloppe entourant les filaments primitifs, qui a de l'identité avec le sarcolemme des muscles; le périmysium des derniers, couvrant plusieurs faisceaux, présente, d'après l'opinion d'Arnold, le périnévrium dans les nerfs (2). Kühne ne décrit qu'une seule enveloppe des tubes, nommant cette

(1) *Handbuch der Gewebelehre*. 5 Arefl. 1867.

(2) *Ueber die feineren histologischen Verchältnisse der Ganglienzellen in dem Sympaticus des Frosches. Archiv für pathol. Anatomie*, von Rud. Virchow. 32 Band, 1 Heft. 1865.

dernière « enveloppe de Schwann, » consistant en une enveloppe membraneuse avec des granulations.

Des propriétés chimiques de l'enveloppe propre et de l'enveloppe externe. — L'enveloppe propre ou membrane de Schwann a les mêmes propriétés chimiques que le sarcolemme des muscles. D'après Kühne, elle résiste aux réactifs beaucoup plus que le tissu élastique. Suivant les observations de Kölliker, après l'ébullition avec l'acide nitrique, elle ne devient pas jaune, en y ajoutant de l'ammoniaque. Kühne ne la rapporte pas aux substances albumineuses (1).

Le périnévrium, d'après Robin, devient plus transparent, sous l'influence de l'acide sulfurique et de l'acide acétique ; il se gonfle et reçoit l'aspect granuleux.

L'acide nitrique faible agit, comme il le pense, autrement que sur le tissu conjonctif, il le rend plus solide ; alors les plis deviennent plus prononcés et augmentent en quantité. Avec l'acide nitrique concentré, les plis deviennent plus épais et plus nombreux ; l'enveloppe se serre et devient jaune.

B) DE L'ESPACE INTERTUBULAIRE ET DES RÉSERVOIRS. — Sur les pièces fraîches ainsi que sur les pièces desséchées, faites après la congélation, l'espace intertubulaire et les élargissements particuliers de ce dernier, en forme de réservoirs, ont des contours très-accusés en relief, pourtant avec différentes colorations, ils conservent le périnévrium dans son état nucléo-fibrillaire, ou tout simplement fibrillaire. Les coupes obliques des tubes colorées par la cochenille et l'acide acétique, l'espace intertubuleux se présentent sous la forme d'un système de canaux, bornés par les contours des tubes. Les réservoirs (pl. I, fig. 9 r) se bornent de tous côtés par les facettes de quelques tubes primitifs qui y sont contigus ; leur forme se définit par le nombre des facettes des derniers. Sur les pièces colorées par la cochenille et l'acide acétique, ils prennent un contour plus accusé,

(1) *Manuel sur la chimie physiologique* de Kühne, traduit sous la direction du professeur Setchenoff, livraison 3. 1867.

ce qui provient de l'altération du périnèvre, qui prend l'aspect fibrillaire au lieu de l'aspect nucléo-fibrillaire, ainsi que de la précipitation des matières colorantes dans la plupart des réservoirs. La cochenille elle-même teint les noyaux du périnèvre, les cylindres axes et en partie l'enveloppe propre des tubes d'une couleur rose, la myéline en violet; les réservoirs restent, en ce cas, tout à fait sans coloration, et ont la forme de cavités ouvertes. Les substances durcissantes diminuent le volume des réservoirs; la solution ammoniacale de carmin agrandit les noyaux de l'enveloppe externe.

En faisant la ligature de la cuisse d'un chat, et en laissant cette ligature jusqu'à la formation de l'œdème, j'avais des coupes des nerfs faites au-dessous de la ligature avec un volume agrandi, non-seulement quant aux réservoirs, mais aussi pour les espaces intertubulaires.

Ainsi l'espace intertubulaire et les réservoirs sont les cavités lymphatiques donnant le liquide nutritif pour les tubes primitifs. Au profit de ce que le liquide circulant se trouve dans l'espace intertubulaire et les réservoirs, je puis rappeler l'agrandissement particulier des réservoirs, après la mort d'animaux empoisonnés par certains poisons, par exemple par l'opium. Sur une coupe transversale du faisceau primitif, on verra sur un même plan de 1 à 3 réservoirs. La plus grande quantité de ces derniers se rencontre dans la substance blanche des organes centraux. Robin les a regardés sur quelques unes de mes pièces, comme des espaces pleins de fibres du tissu lamineux. Mais je dois dire qu'il n'a vu alors que celles de mes pièces qui étaient teintes par l'acide acétique, et pourtant, sans injection.

Les injections par piqûre (*Stichinjection*), produites par Axel Key, professeur à Stockholm, et par le docteur Retzius, confirment entièrement mon opinion expliquée en 1863, sur l'existence des cavités dans les espaces intertubulaires (1).

(1) *Archiv für mikeroscopische Anatomie.* herausgegeben von Max Schultze, 9 Band, 2 Heft, 1873, — *Studien in der Anatomie des Nervensystems.*

C) DES CYLINDRES-AXES. — La partie la plus importante des tubes primitifs c'est leur *cylindre-axe*. Le cylindre-axe a été vu par Fontana. Rosenthal et Purkinje le nommèrent *cylinder-axis*, Remak lui donna le nom de « *primitifband*, » ou tube d'axe (*Axenschlauch*), disant qu'il paraît comme un tube pendant la vie.

J'ai déjà fait remarquer qu'à travers la partie pariétale des tubes, ils se voient sans employer les colorations et les réactifs, seulement sur les pièces montées à l'état humide dans la térébenthine et la résine de Dammar ; dans tous les autres cas on a besoin pour les observations de réactifs ou de colorations. Des réactifs, l'alcali caustique les rend le plus visibles, et des colorations, la fuchsine. La dernière peut être employée avec succès après l'action du natre et soigneusement lavée par l'eau, conservant la pièce dans la glycérine. L'acide osmique, en solution faible, colore avant tout la myéline, et de cette manière les cylindres-axes deviennent très-visibles. Le double contour des cylindres-axes se voit sur les pièces colorées et non colorées (pl. II, fig. 18 ; pl. III, fig. 20 et 22). Le contour annulaire des cylindres-axes sur les coupes transversales, se fait avec l'emploi des colorations, surtout claires, à cause de la coloration de leur partie pariétale. Colorant la pièce par la fuchsine et ensuite par l'acide picrique, la partie pariétale des cylindres-axes, ayant reçu la couleur rose-rougeâtre, se sépare visiblement de la myéline qui y est contiguë et qui est teinte d'une couleur jaune. Seulement en employant les colorations on est en état de distinguer au milieu de la myéline la cavité ouverte du cylindre-axe, en cas que ce dernier, après être desséché, conserve sa forme arrondie (pl. I, fig. 4 c').

En examinant les nerfs chez l'homme, on s'aperçoit que quelques matières colorantes teignent les cylindres-axes seulement dans leur partie pariétale, et que les autres colorent les cylindres joints à leurs cavités ; la cavité est quelquefois colorée plus fortement que la partie pariétale, et quelquefois au contraire, en présentant un liquide durci.

Il se trouve constamment dans les racines postérieures des nerfs spinaux une espèce de tubes gros, ayant les cylindres-axes les plus fins qui se colorent plus difficilement que les autres ; c'est pourquoi de pareils tubes paraissent souvent être privés de cylindres-axes. Nous remarquons la même chose dans les gros tubes des nerfs sympathiques. On remarque souvent, en examinant les pièces colorées, que sur les pièces desséchées, les cylindres-axes paraissent en se tortillant en spirale. Je crois que l'une des conditions pour un tel effet dépend d'une distension antérieure des tubes nerveux, pendant l'apprêt du nerf dans la préparation pour le congeler. Ils s'examinent dans cet aspect bien facilement dans les gros tubes des racines postérieures.

Des prolongements transversaux communiquants des cylindres-axes. Les cylindres-axes ont encore dans quelques endroits de leur distension dans le tube nerveux primitif des ramifications transversales, faisant communiquer deux cylindres-axes voisins (pl. II, fig. 12g. ; pl. III, fig. 21). D'un endroit de la distension du cylindre-axe, il sort ordinairement une branche transversale. J'ai observé les branches transversales dans les gros tubes des racines antérieures du cheval sur des coupes transversales longitudinales et obliques. Stilling, au sujet des prolongements transversaux que j'avais trouvés, a fait la remarque qu'il a eu aussi une pareille opinion, « *dass der Axencylinder der Nervenprimitiffaser Verastellungen besitze* (1). ». Pourtant dans son ouvrage sur la structure intime des filaments nerveux les prolongements des cylindres-axes dans un tout autre aspect sont en relation avec ces tubes élémentaires destubes nerveux primitifs de la partie pariétale, qu'il a tort de supposer.

Quoique l'existence des prolongements transversaux paraisse plus ou moins bornée, peu définie quant au siége et au nombre, mais ayant en vue les faits connus de la ramification des tubes primitifs avec leurs cylindres-axes, ainsi que celle des cylindres-axes seulement dans leur terminaison, nous avons aussi le

(1) *Ueber den Bau des kleinen Gehirns des Menschen.* 1865. 1 Heft, p. 82.

droit de considérer les cylindres-axes comme un système de tubes, qui se trouvent en relation mutuelle dans quelques-unes de leurs tiges nerveuses, en se partageant vers la terminaison. De cette manière, les prolongements transversaux et les ramifications des cylindres-axes peuvent être examinés comme apparitions synonymes.

Quoique quelques prolongements anastomotiques sur les coupes transversales puissent être pris pour des formations artificielles de l'aspect reçu pendant le rétrécissement de la partie pariétale, il faut, malgré cela, avoir en vue qu'on les remarque quelquefois dans une exploration longitudinale, quand une pareille apparition n'a point lieu.

Des noyaux dans la partie pariétale des cylindres-axes. — Dans la partie pariétale des cylindres-axes, avec la coloration par la fuchsine sur les pièces fraîches et humides, j'ai eu l'occasion de voir, avec une clarté particulière, des noyaux semblables à ceux du périnèvre, seulement plus petits. Et ici les noyaux ont des prolongements, allant dans une direction longitudinale, visibles surtout sous l'influence des liquides durcissants.

Il est clair que la vue fibrillaire de l'enveloppe des cylindres-axes ne donne pas le droit de regarder ces derniers comme composés de faisceaux fibrillaires, dont je parlerai plus loin.

Le docteur Koutchin annonça aussi la présence de noyaux dans la partie pariétale des cylindres-axes, mais seulement dans une autre relation mutuelle.

Mes observations suivantes, en employant la coloration d'aniline, connue dans le commerce sous le nom d'*aniline Roth Robin*, me prouvèrent que les noyaux de la partie pariétale, que j'avais décrits, sont les noyaux de cellules particulières, ovales, qui forment, en se joignant, la partie pariétale des cylindres-axes. En examinant de pareilles pièces, à leur état humide, en dilacérant les nerfs à l'aide des aiguilles et en les explorant ensuite après leur desséchement par suite de la perte d'eau, j'avais observé immédiatement que, dans le dernier cas, dans les endroits de la soudure des cellules, paraissent des stries transversales, décrites par Frommann et par Grandry. De cette manière, l'apparition de la striation transversale devient claire.

Opinion de certains histologistes sur la structure des cylindres-axes. — Quoique aujourd'hui personne ne doute de l'existence du cylindre-axe, comme d'une des plus importantes parties des nerfs périphériques, sa structure pourtant et ses propriétés sont encore peu connues.

Plusieurs observateurs ont parlé de différents réactifs et colorations, qui rendent visible le cylindre-axe, qu'il soit enfermé dans le tube primitif, ou plus ou moins dénudé de myéline et d'enveloppe du tube.

Kölliker aida beaucoup à fortifier l'idée sur l'existence du cylindre-axe, encore en 1850 (1). Suivant son opinion, « on le voit plus facilement dans les organes centraux et presque dans les tubes les plus fins », comme il dit dans son histologie. L'acide acétique, l'alcool, l'éther et le natre, tels sont, comme il le dit, les réactifs qui le rendent visible.

Purkinje et Czermak ont recommandé pour cela le bichlorure de mercure et l'acide gallique ; Hannower, l'acide chromique ; Lehmann, l'iode et la solution iodo-hydrogénée ; Pflüger, le chloroforme ; Roudneff et M. Schültze, l'acide osmique ; Ovsiannikoff, l'amide osmique. Stilling, Lister, Tourner, ont proposé, comme substances colorantes, le carmin, qui, selon leur opinion, ne colore pas la myéline. Mais Mauthner a raison de dire qu'après une influence prolongée du carmin la myéline se colore aussi. D'après Mauthner, la surface externe du cylindre-axe se teint plus fortement que l'interne ; Reissner et Ovsiannikoff sont de cet avis ; Conheim et Kölliker vantent l'or chlorique, donnant une couleur violette foncée au cylindre-axe.

Frommann et Grandry, en employant la coloration argentée, ont obtenu d'autres résultats. Tandis que, d'après les différentes manières d'explorer, plusieurs observateurs parlent de la striation longitudinale du cylindre-axe qu'ils y ont remarqué, From-

(1) *Mikroscopische Anatomie.* II Band.

mann et Grandry parlent encore de la striation transversale. Frommann (1) dit que la striation transversale ne se voit qu'à l'aide d'une coloration faible, et pourtant pas dans toute la distension du cylindre, tandis que dans quelques uns des cylindres on ne voit que la striation longitudinale. La striation transversale présente des stries colorées limitées par des espaces non colorés. Il lui arriva de voir, quoique rarement, sur la coupe transversale, que la partie intérieure du cylindre-axe se colorait plus vivement que l'extérieure, ce qui, comme il pense, peut sûrement avoir rapport à l'opinion de Mauthner, d'après laquelle le cylindre-axe consiste en deux cylindres, enfermés l'un dans l'autre; le cylindre-axe interne se colore par le carmin plus fortement que l'externe (*Hohlcylinder*). La striation transversale se voit sur les cylindres-axes, alors surtout, quand ils sont explorés tout nus, et rarement quand ils sont entourés de myéline. Grandry (2) employait le tissu tout frais, comme il s'exprime, après les opérations qu'on avait produites là-dessus pendant seize jours; et nommément, il le macérait pendant huit jours dans la solution d'argent, ensuite cinq jours après il exposait ce tissu à la lumière, en fixant trois jours pour cette dernière opération. Mais il obtenait les meilleures pièces après la macération pendant quinze jours dans l'argent nitrique et l'exposition à la lumière pendant le même temps. Il apercevait la striation transversale non-seulement sur les cylindres-axes et les prolongements des cellules nerveuses, mais aussi sur les cellules nerveuses elles-mêmes. Il conclut de ses observations, que le cylindre-axe consiste en deux substances différentes physiquement et chimiquement qui se placent à la manière de disques dans les muscles transversalement striés.

J'ai déja remarqué que la striation transversale est une

(1) *Zur Silberfarbung der Axencylinder. Archiv für Anatomie*, von Rud. Virchow. 31 Band, 2 Heft. 1864.

(2) *La structure intime du cylindre d'axe et des cellules nerveuses.* (*Journal d'anatomie et de physiologie*, par Ch. Robin, n° 3, 1869.)

apparition dépendant de l'altération de la partie pariétale du cylindre-axe, et qu'elle se trouve dans les lieux de la soudure des cellules, formant, comme je l'ai exposé, la partie pariétale des cylindres-axes.

J'ai déjà expliqué les preuves que le cylindre-axe est indubitablement un vrai tube, ayant sa partie pariétale propre et sa cavité. La méthode que j'ai recommandée me plaça pour cette fois dans les meilleures conditions, donnant la possibilité de voir les cylindres-axes humides, sur leurs coupes transversales, sans employer les colorations et les réactifs, et conservant la grandeur normale de leur diamètre. En outre, la diverse coloration de différentes parties du tube primitif sur la même pièce me donna le moyen de voir, avec la plus grande clarté, l'existence de la partie pariétale du cylindre-axe. De cette manière, mes observations me forcèrent à me rattacher, avec des preuves nouvelles, à l'opinion de ce petit nombre d'histologistes qui pensaient déjà que le cylindre-axe est un tube (Fontana, Remak, Henle, Hannower, Mauthner, Stilling, Frinschesse). Il faut croire que Remak n'a point vu le cylindre-axe en forme de tube, en disant : « que le cylindre a cet aspect seulement pendant la vie. » Stilling regarda le cylindre-axe comme formé de trois cylindres renfermés l'un dans l'autre, ou formé de trois couches, comme il dit encore. De chacune de ces couches partent dans différentes directions des prolongements, en se joignant à un système de tubes élémentaires particuliers, qu'il voit dans les enveloppes des tubes nerveux primitifs. La cavité libre se trouve-t-elle dans la partie interne du cylindre-axe, où les filaments les plus fins se trouvent? Stilling ne dit rien positivement, mais cependant il incline plutôt au profit de la présence des filaments. Quoique d'après l'opinion de Stilling, on remarque bien, sur les pièces fraîches, que le cylindre-axe consiste en plusieurs tubes, couches et cylindres, il ajoute que tout cela se voit encore mieux sur les coupes transversales des pièces conservées dans l'acide chromique.

Explorant la structure des nerfs sur des coupes transversales, d'autres observateurs ont obtenu les résultats suivants : Purkinje (1837) dit qu'après la macération du nerf dans l'esprit de vin, les limites périphériques du tube paraissent arrondies, à double contour; plus loin, dans l'intérieur, suit une couche de myéline, au centre de laquelle se présente un canal interne, canal tout à fait transparent, d'une forme étoilée, à plusieurs facettes. Stadelmann (1844) faisait des coupes transversales du nerf desséché qu'il faisait macérer ensuite dans l'eau. Suivant ses observations, le contour du tube est souvent double, la substance médullaire a l'aspect raboteux (*rauhen Ansehen*). Le cylindre-axe a tantôt une forme étoilée, tantôt celle d'une petite plaque ronde. D'après Mulder (1844), chaque tube nerveux est composé de quatre cylindres enfermés l'un dans l'autre et paraissant sur les coupes transversales en forme de quatre couches. Ovsiannikoff, dans sa dissertation (1), en décrivant les cylindres-axes chez les poissons, dit qu'ils sont stellaires ou pointus sur les coupes transversales. Aussi, en décrivant les filaments de Müller dans la moelle épinière d'une loche (*Petromyzon fluviatilis*), il en parle comme d'un tube, ayant une ouverture dans l'intérieur.

La plupart des histologistes partagent cette opinion, à savoir que le cylindre-axe est composé de fibrilles ; cette opinion est surtout développée dans la théorie de M. Schultze, dont je parlerai plus loin.

En ce qui concerne la striation longitudinale, — observée pour la plupart sur la surface externe du cylindre-axe, — voici la marque la plus importante sur laquelle on a fondé la fausse opinion mentionnée plus haut.

Nous avons vu que l'enveloppe externe des tubes primitifs nerveux paraît tantôt, et c'est le plus souvent, sous l'aspect nucléo-fibrillaire, tantôt seulement sous l'aspect fibrillaire; mais personne n'avait fondé sur cela une opinion, que l'élément figuré, primitif d'un nerf n'est pas un tube, mais qu'il

(1) *De textura medul. sp. imprimis in piscibus*, 1854. Dorpat.

consiste en un faisceau de filaments. Que la striation longitudinale n'est point un signe suffisant pour différencier les filaments et les tubes, je répète encore une fois, que dans une exploration longitudinale, en prenant ce signe pour guide, il sera très-facile de prendre un faisceau entier des tubes les plus minces pour un grand tube, si le diamètre du dernier est égal à celui du faisceau et que l'enveloppe externe du gros tube a un aspect fibrillaire. Ainsi il est clair, comme je l'ai déjà dit, que ce n'est qu'une exploration sur des coupes transversales qui permet de distinguer les éléments les uns des autres.

Sans rejeter le fait de la présence de la striation longitudinale dans les cylindres-axes, on sait que les mêmes histologistes qui en parlent n'ont point rencontré souvent cette striation : le cylindre-axe se présentait à plusieurs de ces histologistes ou tout à fait homogène, ou tantôt granuleux, tantôt, comme on l'avait déjà dit, transversalement strié.

Examinant les diverses altérations, qui sont dues à la pression de la partie pariétale du cylindre-axe, nous avons remarqué que sur les parois de ce dernier il y a des plis. Le différent aspect de l'enveloppe, aspect fibrillaire ou noyau fibrillaire, peut dépendre des mêmes causes, dont j'ai parlé à propos de l'altération d'aspect de l'enveloppe externe des tubes nerveux primitifs. La striation transversale ne se rapporte certainement qu'à la partie pariétale des cylindres-axes, qu'à leur propre enveloppe. Excepté la striation longitudinale des cylindres-axes, striation observée dans les tubes nerveux, les adhérents de leur structure fibrillaire trouvent que cette opinion est d'accord avec l'observation sur la terminaison des cylindres-axes dans différents tissus du corps des animaux, ainsi qu'avec l'observation sur le commencement des cylindres dans les organes centraux en forme de prolongements des cellules nerveuses.

Quant aux modes de terminaison, Conheim (1) dit avec rai-

(1) *Ueber die Endigung des sensiblen Nerven der Hornhaut. Archiv für path Anatomie*, von R. Virchow. 38 Band. 3 Heft. 1867.

son, en se basant sur ses explorations sur la terminaison des nerfs sensitifs dans la cornée, qu'il peut y avoir ici deux probabilités :

1° Le cylindre-axe, immédiatement après sa dénudation de l'enveloppe médullaire, se divise en un certain nombre de filaments, les plus fins, ou tubes qui s'étaient déjà trouvés dans la tige du premier, ce qui n'est, d'après mon opinion, prouvé par personne ; ou 2° le cylindre-axe, seul au commencement, se divise successivement en branches latérales, comme les vaisseaux sanguins. Il regarde le dernier comme prouvé, sans entièrement nier la possibilité du premier, n'ayant cependant aucune preuve. Je crois, pourtant, qu'avant de résoudre la question sur les modes de terminaison des nerfs, il est indispensable d'éclaircir la question suivante : avons-nous ici un tube primitif ou un faisceau entier des tubes les plus fins ; avons-nous ici un cylindre-axe véritablement dénudé, ou un tube nerveux primitif ? Et ces questions demandent encore des recherches plus assidues, et ne peuvent se résoudre seulement d'après une exploration longitudinale du cylindre-axe.

La striation longitudinale examinée dans les cellules nerveuses, et décrite par Schültze sous forme d'une quantité de filaments sortants et entrants, doit, suivant mes observations, être aussi rapportée à leur enveloppe propre. Je reviendrai plus loin sur ce point. La striation transversale, montrée par Frommam et par Grandry, rend sans doute difficile la théorie de M. Schültze, ainsi que les recherches de Heinr, Hadlich, prouvant l'existence de varicosités dans le cylindre-axe (1). Plusieurs observateurs ont supposé depuis longtemps que le cylindre-axe paraît dans sa distension tantôt plus large, tantôt de nouveau plus étroit (Henle, Valentin, Czermak, Corti, Kölliker). Quelques-uns montrent tout droit la varicosité du cylindre-axe (Czermak, Corti, Remak).

(1) *Ueber varicose Hypertrophie des Hauptnerven fartsätze der grossen Ganglienzellen des Kleinhirnrinde. Archiv für path. Anatomie,* von Rud. Virchow. 46 Band. 2 Heft. 1869.

Todaro (1) (1871) décrit dans le cylindre-axe, sous l'influence de l'ammoniaque et de l'acide acétique ensuite, l'apparition de certains corpuscules, *corpuscula nervea*, se disposant dans une direction longitudinale, parmi lesquels se trouve la substance fondamentale (*Grundsubstanz*). Les corps se décomposent, sous l'influence des réactifs, en petits corps élémentaires.

Le cylindre-axe se compose, d'après son opinion, d'une substance albumineuse. Todaro, en rappelant l'opinion de M. Schultze sur la structure fibrillaire du cylindre d'axe, décrit encore une enveloppe toute particulière du cylindre d'axe. Famamschef (2) parle aussi de la présence de *corpuscula nervea*, qu'il compare à des corpuscules paraissant dans l'albumine, en admettant la présence d'une enveloppe à part pour le cylindre d'axe.

Propriétés chimiques du cylindre-axe. — Suivant les recherches de Kölliker, le cylindre-axe se gonfle sous l'influence de l'acide acétique concentré, sous l'action de l'ébullition prolongée. Dans l'acide acétique, il se dissout comme l'albumine coagulable. Les alcalis de potassium agissent lentement à froid, mais du nâtre le cylindre-axe devient bientôt pâle et se gonfle, l'influence prolongée du dernier le dissout. Il disparaît promptement dans l'acide azotique fumant. Après le traitement par l'acide nitrique et la potasse, le cylindre-axe devient pâle (réaction xantoprotéine) et se contracte en spirale. Le sucre et l'acide sulfurique concentré, colorant d'une couleur rouge l'albumine coagulée, n'ont aucune influence sur le cylindre-axe et lui donnent une nuance jaunâtre ou rougeâtre. Dans l'eau, même pendant le bouillonnement, il ne s'altère pas ; dans l'esprit de vin et l'alcool, et cela dans la même condition, il ne se dissout pas, mais seulement il se serre légèrement. Ce dernier phénomène se montre aussi sous l'influence du bichlorure de mercure, de l'acide chromique, de l'iode et du carbonate de potasse.

(1) Refer dans *Jahresbericht uber die Leistungen in der gesammten Medicin.* 1873.

(2) *Centralblatt s. d. Medicinische Wiss.* 1872. N. 38.

Kölliker conclut de ses observations, que le cylindre-axe est une substance protéïque coagulée, différant de la fibrine en ce qu'elle ne se dissout pas dans le carbonate de potassium et l'acide nitrique, et résiste plus fortement à l'acide acétique et aux alcalis caustiques.

D'après l'opinion de Kölliker et de Lehmann, le cylindre-axe, grâce à son élasticité et à son insolubilité dans le carbonate de potasse, ressemble à la substance qui forme les fibrilles musculaires, mais s'en différencie par son insolubilité dans l'acide muriatique faible, ainsi que par sa faible solubilité dans l'acide acétique.

Voici comment Kühne décrit dans son *Guide de chimie physiologique* les propriétés chimiques du cylindre-axe :

« Le cylindre-axe est composé de substances albumineuses avec un certain mélange de graisse. Il se dissout et se gonfle en partie dans l'acide acétique et l'acide muriatique, ainsi que dans les solutions alcalines fortes et faibles, dans l'acide nitrique chaud ; il se contracte dans ce dernier et prend une couleur jaune. Comme la solution saline ne lui dérobe qu'un certain nombre des parties qui le composent, il est certain qu'il ne peut être composé seulement de myéline. L'acide muriatique ne le dissout pas non plus, mais il en tire une partie de syntonine. Le cylindre-axe résiste longtemps à l'influence de l'eau bouillante, c'est pourquoi on ne pensera pas qu'il consiste seulement en du tissu donnant de la colle, comme l'assure Mülder. » Il est très-probable, dit Kühne, que le cylindre-axe ne se compose pas seulement d'une substance homogène, mais au moins de deux couches, parce que Mauthner a trouvé que les gros cylindres-axes de la moelle épinière des poissons ont une partie pariétale très-large, qui se colore d'une couleur moins rouge que sa partie centrale. Jusqu'à ce que le nerf soit apte à l'irritabilité, le cylindre-axe ne prend pas la couleur rouge de carmin, et ce n'est que quand le nerf perd son irritabilité que commence la coloration.

L'existence dans le cylindre-axe d'une certaine masse liquide et capable de se coaguler est probable, parce que si l'on déchire rapidement un filament nerveux, les bouts de la rupture sont toujours tirés en fil fin, ou présentent des élargissements en forme d'une boule. Quoique le cylindre-axe ait une granulité, il ne renferme pas cependant de substances jouissant de la double réfraction.

D. De la myéline. — (Voyez les figures représentant les coupes transversales des tubes primitifs nerveux et la fig. 19 de la pl. II.)

La myéline se présente sous un aspect divers, ce qui dépend de la manière de préparer la pièce, ainsi que de la manière d'explorer ; — se renferme-t-elle en tubes ou si elle en sort?

J'avais remarqué que sur les pièces montées dans leur état humide avec la résine de Dammare et la térébenthine, elle a tantôt l'aspect de corps brillants, tantôt l'aspect d'une masse presque homogène avec une fine striation transversale. La dernière se voit aussi sur les images de beaucoup de tubes.

Il est indispensable d'ajouter que la myéline appartient aux substances du tissu nerveux, très-variables sous l'influence des processus pathologiques, ainsi que des différents réactifs, colorations, etc. Pour voir la myéline dans son état le plus normal, il faut l'observer peu après la mort de l'animal, ainsi que dans les nerfs pris sur des parties découpées sur un animal vivant.

La myéline, en sortant des tubes, sur les pièces montées avec la glycérine, ou en explorant les tubes nerveux dans l'eau, prend les formes les plus diverses, la forme d'anneaux de différents volumes, de bouts, de filaments à double contour, à cause de l'interférence de la lumière au bord, ainsi que d'autres figures plus compliquées, dérivées de sa forme annulaire (pl. II, fig. 19).

Elles sont connues toutes sous le nom de figures ou de formes de myéline. Les filaments à double contour des figures de la myéline ont souvent une grande ressemblance avec les tubes primitifs et même avec les cylindres.

Après une longue conservation de la pièce dans la glycérine, il se présente d'abord sur les coupes transversales des tubes composés de couches rudes, disposées concentriquement ; puis elle se transforme en masses granuleuses, et enfin il paraît ici des cristaux monoaxals d'un volume insignifiant. Examinant longitudinalement les tubes, conservés longtemps dans la glycérine, la myéline se présente dans les tubes, en forme de noyaux, arrondis et transparents, ayant 10-20 μ de diamètre ; ce n'est qu'en examinant ces corps à l'aide d'un polarisateur, qu'on aperçoit qu'ils sont des figures annulaires de la myéline, parues en dedans des tubes. Les anneaux sont placés tantôt l'un à côté de l'autre ; tantôt ils sont séparés par un grand espace, rempli par une substance fine, granuleuse. Ils se trouvent tantôt au centre d'un tube, tantôt auprès des limites externes de ce dernier ; dans le dernier cas, avec leur enveloppe propre des tubes avancés, ils leur donnent un aspect variqueux.

La décoction de cochenille avec l'acide nitrique teint d'une couleur rouge jaunâtre les cylindres-axes et la partie pariétale des tubes, mais il est très-remarquable qu'avec cette coloration (et également si la même pièce est encore teinte d'une faible solution de fuchsine) la myéline ne se teint pas dans toute sa masse, mais il y paraît très-clairement sur les coupes transversales des tubes une figure stellaire, formée par les endroits teints, comme on le remarque sur la figure 7-*m*, de la planche I. Les parties colorées forment des rayons allant de chaque bout du tube vers le cylindre-axe, partageant le tube en parties isolées ou triangles, jointes par leurs bouts intérieurs près du cylindre-axe. Chaque rayon lui-même paraît en forme d'un triangle à sommet effilé, tourné vers le cylindre-axe, et, par sa base, vers la périphérie d'un tube primitif.

Ainsi la masse de myéline paraît comme consistant en de larges colonnes incolores, cunéiformes, allant le long d'un tube nerveux primitif et partagée en de plus fines colonnes cunéiformes et colorées (rayons sur les coupes transversales) ; les unes et les autres sont dirigées par leurs coins effilés vers le cylindre-axe. J'avais déjà remarqué que la striation radiaire de la myéline se trouve en liaison avec la forme polygonale des tubes primitifs. La striation radiaire se voit aussi même sur les pièces fraîches et humides, et devient peu à peu plus claire avec la polygonéité des tubes primitifs, après la perte d'eau dans les pièces.

L'acide picrique et l'acide osmique sont les meilleures colorations pour la myéline ; en la colorant, en même temps que les autres substances, ils teignent surtout les autres éléments des tubes. La pièce, étant colorée par la cochenille avec l'acide acétique ou par la fuchsine avec l'acide sus-indiqué, la myéline ne se colore pas dans toute sa masse, mais seulement dans une moindre partie, et nommément les grains ou corps peu remarquables sur la plus grande partie de la myéline restée sans coloration.

Si de pareilles pièces sont encore colorées avec la picrine, cette dernière colore aussi la plus grande partie de la myéline, qui était restée sans coloration par la fuchsine, la myéline reçoit alors une couleur jaune de picrine qui paraît prédominante. De cette manière, il est clair que la myéline se compose de deux substances, se colorant de diverses manières. On peut voir la même chose en employant les solutions faibles d'acide osmique, colorant ses grains d'une couleur diversement saturée.

Étant colorée par la fuchsine et l'acide acétique, la myéline perd facilement sa couleur.

La myéline peut être éloignée par une influence alternative de l'alcool, du chloroforme et de la térébenthine sur la pièce. Elle reçoit de l'huile de tarpentine une transparence et une homogénéité dont elle a été privée après la macération dans l'alcool.

Certaines propriétés de la myéline diffèrent chez plusieurs animaux dont on peut juger d'après sa couleur plus ou moins blanche, d'après son plus ou moins grand éclat ou transparence. Ainsi, chez le lapin et le chat, elle est beaucoup plus tendre et plus transparente que chez le cheval et le chien.

Son aspect et ses propriétés varient sous l'influence de plusieurs processus pathologiques, dont on peut juger d'après son aspect non uniforme, comme il paraît sur les cadavres de divers hommes, ainsi que de divers animaux, après l'empoisonnement par divers poisons. Dans certains processus pathologiques, elle disparaît entièrement, comme on le sait. La myéline chez l'homme et le chat se gèle à une température moins basse (au-dessous de zéro) que chez le chien et le loup, chez lesquels elle demande une température plus basse.

La plus minutieuse exploration de la myéline montre la structure moléculaire compliquée du dernier. J'avais déjà dit que, sur les pièces fraîches, montées dans leur état humide dans la résine de Dammar, ainsi que sur les pièces montées dans la glycérine, la myéline enfermée dans les tubes se présente sous un aspect lamelleux ou transversalement strié. On peut observer, dans beaucoup de cas, que chaque couche de myéline se forme régulièrement de corps brillants, très-serrés et entourés d'une substance amorphe, comme nous le voyons dans la position des *sarcous elements* de Bowmann.

De la polarisation. — La myéline se distingue par sa polarisation qui sert de moyen superbe pour montrer la présence du premier, présence si nécessaire pour distinguer les tubes de la substance blanche des autres éléments fibrillaires du tissu nerveux.

En explorant à l'aide de l'appareil polarisateur de Hartnack, nous constatons des phénomènes très-curieux, pouvant aussi éclaircir la structure moléculaire de la myéline.

Un tube nerveux frais, exploré dans sa direction longitudinale, et monté dans la glycérine, se présente avec la position de l'analysateur à 45°, et encore plus en relief à 90°, sous la forme d'un ruban foncé, à bords brillants, semblable au nacre des perles. Cet aspect ordinaire, caractéristique, des tubes primitifs contenant la myéline, est un excellent moyen, entre autres cas, pour la définition des limites dans les organes centraux, où le prolongement d'une cellule nerveuse paraît comme un cylindre-axe de la substance blanche, et à la terminaison des nerfs, il montre les limites où le tube primitif de la substance blanche paraît de nouveau en forme d'un cylindre-axe dénudé. En plaçant l'analysateur à 0°, et par conséquent, quand les plans de polarisation des prismes de Nicol sont parallèles, le tube primitif, quand il est tout à fait frais, paraît avec un double contour ; sa partie centrale est claire et ses bords sont plus foncés; le cylindre-axe devient très-distinct au milieu du tube. En cas d'altération de toute la myéline, altération nommée coagulation, le tube primitif se présente avec un seul contour. Dans cet état de la myéline, si nous explorons le tube primitif avec les plans des prismes de Nicol, réciproquement perpendiculaires à 90°, il est facile de voir la masse de la myéline, consistant en de très-petits grains polarisant, parmi lesquels plusieurs ont une forme cristalline et s'entourent d'une substance amorphe de myéline. On peut voir les grains et les cristaux sur toute la surface d'un tube à un seul contour, ainsi que sur les bords extérieurs d'un tube à double contour. Ce genre d'exploration, de même que le rapport simultané des différentes colorations pour la myéline, dont j'ai parlé (d'acide picrique et de fuchsine), assurent qu'il est composé de deux substances différentes. Sur la coupe tranversale faite d'un tissu congelé, en tournant l'analysateur de 0° à 90°, il paraît simultanément, dans la myéline, deux croix : l'une claire et l'autre foncée, changeant tour à tour leur position d'après les rayons, allant du cylindre-axe vers la périphérie du tube primitif nerveux, à quoi la croix foncée paraissant à 45 degrés à la place de la croix blanche, devient peu à peu plus foncée, et tout à fait noire à 90 degrés. Le cylindre-axe pendant la rotation du polarisateur de 0 à 45 degrés reste visible à l'aspect de la cavité claire, contenant légèrement une substance grisâtre ; à 90 degrés, il paraît plus foncé, contenant quelquefois une substance légèrement blanchâtre dans l'intérieur.

Si nous examinons la polarisation des figures de myéline, c'est-à-dire la myéline au moment où elle sort du tube primitif, nous apercevrons qu'on reçoit dans les figures, ayant la forme annulaire, les mêmes effets que dans la myéline enfermée dans les tubes ; seulement l'anneau d'une figure de myéline a une forme plus sphérique, tandis que dans la myéline enfermée dans les tubes, sa forme se trouve sous l'influence d'une paroi polygonale du tube primitif.

Les figures de myéline, ayant la forme d'un ruban droit linéaire ou replié dans sa longueur, reçoivent un tel aspect comme si, en découpant dans quelques endroits de sa circonférence la forme annulaire de la myéline, on l'étendait en forme rectiligne ou arquée.

Ainsi, pendant la rotation de l'analyseur, nous aurons, le long de ces figures, des endroits clairs ou foncés, tout à fait conformes aux endroits pareils dans la figure annulaire de la myéline, qui avaient formé dans cette dernière des figures en forme de croix. Les stries transparentes dans la figure rectiligne ont pour elle une direction longitudinale, au lieu d'une direction concentrique dans une figure annulaire, en lui donnant un aspect longitudinalement strié. Nous avons choisi dans notre description les figures de myéline les plus importantes, et pourtant, comme figures fondamentales, qui expliquent facilement les effets dans les figures plus compliquées. Quant au rapport mutuel des apparitions pendant la polarisation vers les rayons, montrés sur la figure 7, de la planche I, cette question exige encore de nouvelles explorations.

On sait que, d'après les observations de Valentin, l'axe optique du tube nerveux est dirigé longitudinalement vers ce dernier. Mes observations me forcent de me joindre à l'opinion de Klebs, exposée en 1865 (1).

Les recherches à l'aide d'un appareil polarisateur le forcèrent à conclure que l'axe optique du tube nerveux se trouve dans une direction transversale. Suivant l'opinion de Klebs, chaque

(1) *Die Nerven der organischen Muskelfasern Wirchow's Archiv.* 32 Band. 2 Heft., 1865.

coupe transversale d'un tube primitif contient une quantité d'axes optiques, disposés en rayons, et la myéline n'est point un simple liquide, mais elle se compose de parties compactes (*krystallindividuen*), et de liquides où les parties compactes se disposent régulièrement, comme les disdiaclastes dans le filament musculaire des muscles transversalement striés. Mais je n'ai pu m'assurer que l'opinion qui admet l'existence, entre l'enveloppe de myéline et le cylindre-axe, d'un liquide particulier que Klebs nomme « *periaxale Flüssigkeit* », est juste. En comparant les apparitions optiques dans le filament musculaire avec celles du tube primitif, Klebs conclut que l'axe optique du filament musculaire correspond à sa direction longitudinale et l'axe optique du tube des nerfs à sa direction transversale.

Klebs a fondé ses déductions sur les observations suivantes : Si l'axe optique de l'enveloppe de myéline se trouvait dans une direction longitudinale vers le tube primitif, il aurait paru, en l'examinant longitudinalement sous 45 degrés, clair, comme un filament musculaire, tandis que le tube primitif se présente toujours en ce cas tout foncé avec des bords brillants.

En tournant le tube nerveux autour de son axe longitudinal ou pendant la rotation en spirale du tube, toujours seulement les bords du dernier se présentent brillants, et cela prouve que l'axe de l'enveloppe de myéline est dans tous les cas semblable, conforme à ce diamètre transversal, qui se trouve dans une direction perpendiculaire vers l'axe de l'instrument. Ainsi, chaque coupe transversale a une quantité d'axes optiques. Enfin, il rapporte au profit de ses déductions les observations sur la coupe transversale des nerfs macérés dans l'acide chromique et colorés par le carmin. Sur la circonférence du cylindre de myéline, en l'examinant sur un fond du polarisateur, on remarque quatre taches noires, conformes aux surfaces planes de rotation du prisme de Nicol, et formant une croix, telle que nous voyons dans les cristaux à un axe dans les plaques découpées perpendiculairement à leur axe. En employant avec le polarisateur une plaque de gypse, qui ne teint la pièce que de deux couleurs, il représente toutes les parties du tube de la manière suivante : le cylindre-axe paraît en forme d'un rond rouge d'écarlate, entouré d'un autre rond plus clair, qu'il rapporte au liquide entourant l'axe (*periaxale Flüssigkeit*) ; la myéline se teint des couleurs jaune et bleue, formant aux alentours du cylindre de myéline quatre sections, dont deux se trouvant vis-à-vis sont teintes en bleu et les deux autres en jaune. Cette apparition, à son avis, s'explique facilement par la disposition de l'axe optique dans l'enveloppe de myéline. La différente élasticité de l'enveloppe de myéline dans diverses directions fait avouer qu'il y a dans le liquide de la myéline des parties compactes, cristallines dans certaine distribution.

Kühne, se fondant sur les observations de Klebs, conclut que les corps à double réfraction (les cristaux) sont disposés dans la masse de la substance de la moelle en axes optiques en forme de rayons autour du centre de la coupe transversale.

Suivant mes observations sur les coupes transversales des tubes primitifs, les cylindres-axes se présentent aussi polarisés, quoique très-faiblement ; pourtant, cette apparition doit être rapportée au contenu des cylindres-axes et non pas à leur partie pariétale ou enveloppe. Mais je n'ai pas encore eu ici l'occasion d'étudier plus particulièrement les apparitions de la polarisation.

En réunissant les observations sur les différentes manières d'explorer la myéline, à peine est-il permis de supposer que l'enveloppe formée par la myéline au cylindre ouvert se compose d'anneaux mis l'un dans l'autre, très-serrés dans la direction transversale vers l'axe du tube longitudinal, formant par conséquent l'épaisseur de l'enveloppe de myéline. L'anneau interne entoure immédiatement le cylindre-axe.

Un rang entier de pareils anneaux compliqués, se disposant l'un à côté de l'autre, forme une direction longitudinale d'enveloppe de myéline, correspondant à la direction longitudinale du tube nerveux primitif. En outre, chaque anneau se compose de parties compactes (*cristaux*), entourées d'une substance liquide de myéline. Dans la coupe transversale de l'enveloppe de myéline, les cristaux ou la substance liquide qui les entoure peuvent donner à la myéline une striation transversale, qu'on peut également voir sans polarisateur.

Des propriétés chimiques de la myéline. — La nature chimique de la myéline est jusqu'à présent peu définie. En 1865, Oscar Liebreich arriva à d'autres conclusions que celles de chimistes célèbres sur les parties constituantes de la myéline.

Suivant son opinion, il n'existe pas dans le cerveau (exploré, sans doute, avec tous ses autres éléments) ni d'acide cérébrique (Fremy), ni de cérébrine (W. Müller), ni de leucithine (Gobley) et de différentes graisses phosphoriques, mais il contient un corps particulier, qu'il nomme le *protagon*. Sa formule empirique est $C_{232}H_{240}N_4PO_{44}$ (1). Le protagon, comme il dit, étant décomposé, donne les substances dites. Pendant le traitement au moyen de la baryte, le protagon se décompose en neurine, en acide glycérino-phosphorique (Gobley) et en acides gras. L'apparition des figures de myéline dans le protagon, apparitions plus vives que dans le cerveau, le place en dépendance de la neurine, ayant les propriétés d'un alcaloïde, c'est-à-dire, suivant la remarque de Kühne, de la formation des savons neurineux qui gonflent le protagon encore non décomposé. Comme jusqu'à présent l'analyse chimique de la myéline est liée à celle d'autres éléments des nerfs et des organes centraux, ce sujet est encore à examiner.

Suivant les recherches de Diakonoff, le protagon de Liebreich est un mélange de leucithine avec le glycosoïde du cerveau, ne contenant point de phosphore (2). Benecke renverse l'opinion sur l'existence du protagon. Neubauer (3) dit que la myéline,

(1) *Archiv für pathologische Anatomie, etc.*, von Rud. Virchow. 32 Band. 1865.

(2) *Meduyunckiu.* 1868, n° 30. *Bæmkunge.*

(3) *Ueber Myelinformen*, von prof. D.-C. Neubauer in Wiesbaden. *Archiv für pathol. Anatomie, etc.*, von Rud. Virchow. 36 Band. 2 Helt. 1866.

comme produit chimique, n'existe point, et que les figures de myéline paraissent dans l'acide oléique en ajoutant à ce dernier un peu d'ammoniaque, ainsi que dans l'huile d'olive et celle d'amandes.

Aperçu des différentes opinions sur la structure des nerfs. — Si nous rapportons la dénomination de « nerf » aux tiges périphériques des nerfs et non pas à leur commencement dans les organes centraux, ainsi qu'à leur terminaison dans différents endroits de notre corps, la division acceptée des nerfs en *nerfs médullaires* et *nerfs non médullaires* ou gris, comme l'avait dit Kölliker et les autres, n'a pas de fondement juste. Il n'y a pas un seul nerf dans notre corps dont les tubes nerveux ne contiennent pas, entre autres éléments, la myéline, et ce dernier donne au nerf une couleur plus ou moins blanche. La couleur grisâtre de la tige du nerf sympathique ne provient pas de l'absence de myéline dans les tubes primitifs du premier, mais de la présence entre eux de cellules nerveuses, ainsi que de la structure de leurs tubes les plus fins, comme je le dirai plus loin. La question sur les tubes non médullaires a le plus souvent lieu pendant l'exploration des filaments nommés filaments de Remak, ou filaments gélatineux d'après Henle. Remak avança, en 1838, que les nerfs gris sympathiques chez l'homme et les autres animaux vertébrés se composent de filaments qui, grâce à leur finesse, à leur transparence et à l'absence des contours foncés, ainsi qu'à la présence d'une grande quantité de noyaux dans leur partie pariétale, diffèrent de tous les tubes. Valentin voit dans les filaments de Remak une forme particulière d'épithélium, *épithélium filiforme*. Rosenthal et Purkinje disent que ce sont des tubes ayant un cylindre-axe, mais privés de myéline. Kölliker dit justement que la dénomination de « filaments de Remak » se rapporte pour différents observateurs à des éléments divers, aux gaînes des filaments nerveux et des cellules, au filet des corpuscules du tissu conjonctif et aux véritables filaments pâles du type embryonnaire, aux tubes non médullaires dans les nerfs des ganglions. Kölliker rapporte les filaments de Remak aux derniers. Robin, en s'appuyant sur la présence des noyaux dans les filaments de Remak des nerfs sympathiques, les regarde comme des tubes du type embryonnaire, c'est-à-dire qu'ils conservent pendant toute leur existence les noyaux, qui sont invisibles dans les autres tubes. — Ch. Robin divise généralement les tubes primitifs en deux espèces : les larges (tubes de la vie animale, blancs ou à double contour) et les fins (tubes de la vie organique, nerfs gris sympathiques, nutritifs, tubes à un seul contour). Les tubes larges se divisent en tubes sensitifs ou munis de ganglions et tubes moteurs, sans ganglions. Il divise les tubes fins aussi en deux espèces : les tubes sensitifs et les moteurs. Excepté les tubes expliqués, Robin regarde comme tubes particuliers les tubes gris ou tubes de Remak, situés dans les racines des nerfs spinaux entre chaque ganglion et chaque tige du nerf sympathique, dans les nerfs gris du dernier et les nerfs gris de différents organes centraux ; mais il y en a peu où ils sont inconstamment dans les petites tiges blanches sympathiques. Polaillon, conservant le coup d'œil de Robin, affirme que ce sont des filaments qui ne contiennent ni enveloppe, ni myéline (1).

Suivant mes observations, surtout celles faites sur les coupes transversales, les nerfs sympathiques se composent de deux genres de tubes primitifs : les uns plus fins et les autres plus larges. Ces deux genres de tubes paraissent en faisceaux distincts. Les uns contiennent des faisceaux homogènes gros, et les autres des faisceaux homogènes fins. Il y a dans les tubes gros de très-fins cylindres-axes, très-difficiles à voir, en général, c'est pourquoi ils ne présentent point, pendant une exploration longitudinale, le double contour large et net, qui distingue les tubes fins dans les racines antérieures, par exemple. Les tubes les plus fins sont pourvus d'une enveloppe externe plus épaisse ; c'est pourquoi ils se présentent comme contenant une plus grande quantité

(1) *Études sur la texture des ganglions nerveux périphériques. Journal de l'anatomie et de la physiologie*, par Ch. Robin. 1866.

de noyaux. La finesse des tubes ne donne pas le moyen d'y voir cette large disposition à double contour, qu'on voit plus facilement dans les tubes gros; et comme pendant l'exploration des tubes si fins avec une enveloppe externe très-épaisse, la dernière paraît plus volumineuse comparativement au volume des autres tubes; les derniers à leur tour s'en masquent, et le nerf reçoit un aspect gélatineux et plus transparent. Il est très-probable que si l'on a pris, dans quelques cas, le périnèvre ou l'enveloppe externe pour un filament gris, dans d'autres cas un faisceau entier des tubes les plus fins a pu être pris pour un tube gros à moins que le diamètre du faisceau et celui du tube aient été égaux, ce qu'on remarque si facilement dans les nerfs sympathiques. Quant à la présence exceptionnelle de noyaux dans les filaments de Remak, rien n'est plus facile que de s'assurer de la présence des mêmes noyaux dans tous les tubes primitifs (comme le montrent les dessins de la planche I, fig. 8, de la planche III, fig. 23 et 24). Ainsi l'opinion que les tubes sympathiques de Remak sont des tubes du type embryonnaire est une opinion fausse. Je ne crois pas que quelqu'un puisse encore douter que les différents tubes élémentaires (*Elementarröhrchen*), décrits par Stilling, soient d'apparition artificielle, provenant de l'influence des liquides durcissants. Je m'en suis assuré sur les pièces de Stilling, que j'avais vu chez lui à Kassel. Toute la complication de la structure qu'il décrivait dépendait surtout de figures artificielles parues dans la myéline elle-même, qui s'altère facilement sur les pièces chromiques, ainsi que de l'altération dans la partie pariétale des tubes. La seule macération prolongée des pièces chromiques dans la térébenthine détruit la plupart des tubes élémentaires. Ayant un profond respect pour les recherches de Stilling, je crois que la fausse opinion de ce célèbre histologiste ne fut qu'un résultat naturel de sa nouvelle méthode d'explorer, malheureusement, sans éprouver justement son influence sur le tissu.

D'après Jakoubowitch, les filaments nerveux primitifs paraissent être composés du cylindre-axe qui, à son tour, apparaît sur les coupes transversales sous la forme d'une tache claire, ne possédant qu'un contour tracé nettement, mais finement. Du cylindre-axe part une spirale fine qui l'entoure plusieurs fois ; l'espace entre les tours de spirales est rempli d'une masse fine, granuleuse ; la spirale devient enfin plus serrée et forme une périphérie avec un contour grave (1). Ce que j'avais dit au sujet de l'opinion de Stilling peut très-bien être rapporté aux recherches de Jakoubowitch. Frey rapporte l'apparition des tubes à un ou à deux contours à l'épaisseur variable du tube examiné, les tubes les plus larges sont toujours à double contour, et non pas les plus fins. Il prend les filaments variqueux pour de fins tubes primitifs altérés par la distension. Le cylindre-axe sur les coupes transversales dans les pièces du tissu nerveux, ces dernières étant macérées dans l'acide chromique et colorées avec le carmin, paraît en petit rond (*Kreis*), entouré d'une substance médullaire transparente, ayant l'aspect d'un ou de plusieurs ronds concentriques. Lister et Fourner firent attention à cette dernière apparition, sans l'éclaircir. Le cylindre-axe, ainsi que la myéline, sont enfermés dans une enveloppe primitive, n'ayant qu'un seul contour sur la coupe transversale. Suivant son opinion, tous les nerfs n'ont pas une substance médullaire, et il dit, en montrant le nerf olfactif, que le filament primitif de ce dernier se compose d'un faisceau de filaments, dont Kölliker a déjà parlé.

Il se trouve dans les nerfs fins, non médullaires, ainsi que dans les filaments sympathiques, nommés filaments de Remak, un système de noyaux qui se voit dans l'enveloppe propre (2).

Suivant l'opinion de Kühne, expliquée dans sa *Chimie physiologique*, les tubes nerveux se composent d'une gaîne contenant des grains (tunique de Schwann) et un contenu. Dans la plupart des nerfs, ce dernier se compose d'une substance brillante, médullaire, périaxale et d'un cylindre-axe moins brillant. Plusieurs nerfs, cependant, se composent seulement de cylindres-axes sans substance médullaire ; souvent ils sont liés en

(1) Военн. Мед. Журналъ. 1858 (*Journal de médecine militaire*).

(2) Frey, *Das Microskop*. 1868.

faisceaux et enfermés dans la tunique de Schwann. Quelques-uns des tubes primitifs se composent de cylindres-axes dénudés, entourés de myéline, sans tunique de Schwann. On rencontre dans la seconde espèce de nerfs (filament gris ou filament de Remak) des noyaux dans l'intérieur de la tunique; quelquefois ces noyaux entrent dans le cylindre-axe lui-même. On y rencontre souvent des enveloppes médullaires des cylindres-axes; pourtant l'enveloppe commune des derniers peut être très-grosse et ornée de plusieurs rangs de noyaux placés alternativement. Ailleurs, quoique avec un certain doute, Kühne parle de l'existence d'un canal dans le cylindre-axe et de la division de ce dernier en deux branches à sa terminaison (1).

Klebs, en explorant les nerfs des muscles organiques, parle du passage d'un filament ayant un contour foncé en filament longitudinalement strié, que Waldeyer avait pris pour les cylindres-axes.

Frînschesse parle du cylindre-axe comme d'un tube (2). Courvoisier, en décrivant la structure d'un nerf sympathique, arrive à ces déductions, que le même tube nerveux a un diamètre très-divers dans sa longueur; il paraît large et à double contour d'abord, et ensuite il se rétrécit peu à peu, puis il s'élargit de nouveau, en revenant à son épaisseur primitive (3).

Suivant l'opinion de M. Schultze, exposée dans l'*Étude sur les tissus*, éditée par Stricker, la forme primitive la plus simple des fibrilles nerveuses paraît être le filament nerveux primitif, comme dernière limite microscopique dans le grossissement linéaire de 500 à 800 fois.

Ce petit filament est le cylindre-axe.

Cependant, dans la plupart des cas, le cylindre est un fais-

(1) *Ueber die Endigung der Nervenhügeln der Müskeln. Archiv für pathol. Anatomie*, von Rud. Virchow. 30 Band. I und 11 Helt, 1864.

(2) *Journal de l'anatomie et de la physiologie*, par Ch. Robin, n° 5, septembre et octobre 1867.

(3) *Beobachtungen über den sympathischen Gränztrang. Archiv für microscopischen. Anatomie*, von Max, Schultze. 11 Band. 1 Heft. 1866.

ceau de filaments pareils, par exemple, dans la plupart des nerfs cérébro-spinaux. En sortant de cette position, il partage tous les filaments nerveux de la manière suivante :

1° Filament primitif; 2° faisceau primitif ; 3° filament primitif à enveloppe médullaire ; 4° faisceau primitif à enveloppe de Schwann (filaments nerveux non médullaires dans le nerf sympathique, le nerf olfactif et dans les nerfs chez la plupart des animaux invertébrés) ; et enfin 5° faisceau primitif à enveloppe médullaire et à enveloppe de Schwann. A cette catégorie se rapportent les filaments de la plupart des nerfs cérébro-spinaux.

En explorant les nerfs des glandes salivaires, Pflüger dit que les nerfs sont composés ici de filaments pâles et contenant de la moelle.

Il distingue trois espèces parmi les filaments pâles : *a*, un faisceau de filaments semblables au cylindre-axe, muni d'une enveloppe de tissu conjonctif avec des noyaux ; *b*, une seconde espèce de filaments pâles, nerveux, qu'il nomme filaments gélatineux (*Gallertfasern*), qui consistent en un protoplasme fin, granuleux, tel que celui qu'on voit dans les grandes cellules nerveuses des glandes salivaires, enfermé dans une enveloppe de tissu conjonctif avec des noyaux. Cette masse fine, granuleuse, est sûrement un faisceau des plus fins filaments variqueux, donnant un aspect strié au protoplasme.

Les filaments décrits ont le même aspect que les prolongements protoplasmatiques des cellules nerveuses du cerveau et de la moelle épinière. *c* La troisième espèce de filaments pâles est composée d'un faisceau de filaments plus serrés, bien fins et brillants (0,0005 mill.), enfermés dans une enveloppe du tissu conjonctif. Ils doivent être rapportés aux filaments de Remak, suivant son opinion (1).

Les opinions citées de divers observateurs montrent com-

(1) *Die Speicheldrüsen*, von D.-F.-W. Pflüger. *Handbuch der Lehre von den Geweben. Herausg*, von Stricker. 11 Liefer. 1869.

ment l'idée sur la structure des tiges nerveuses est encore peu éclaircie, qu'il y a encore peu d'idées qui pourraient être plus ou moins générales pour tous les histologistes, — et voilà, en partie, la cause pour laquelle nous rencontrons des opinions encore plus diverses dans les descriptions relatives à l'origine et à la terminaison des nerfs.

Ranvier (1) a exprimé depuis peu une opinion sur la structure des tubes primitifs. Il est à regretter cependant que Ranvier fonde ses conclusions relatives à la structure des nerfs sur un mode de préparer les pièces tel, qu'on arrive le plus souvent à des déductions fausses, c'est la dilacération du nerf au moyen des aiguilles.

Chaque tube primitif, d'après Ranvier, se compose d'un rang d'étranglements annulaires (anneaux constricteurs) ou disques, partageant le tube en parties plus longues dans les tubes épais, et moins longues dans les tubes fins. Dans le nerf ischiatique d'un chien, les étranglements annulaires se trouvent à une distance de $0^{mm},015$, $1^{mm},15$, $1^{mm},20$ l'un de l'autre. Dans les tubes nerveux gros de $0^{mm},010$, cette distance est de $0^{mm},02$, $1^{mm},0$; dans les tubes ayant un diamètre de $0^{mm},005$, elle égale $0^{mm},75$, $0^{mm},80$; chez la grenouille $1^{mm},5$, $1^{mm},8$ avec l'épaisseur $0^{mm},010$ du tube. Chaque tube est composé d'une enveloppe, puis d'une couche fine de protoplasme (chez les jeunes animaux) et de myéline. La couche protoplasmatique renferme un noyau, toujours un pour une section du tube se trouvant entre deux étranglements annulaires. Il compare chacune de ces parties à une cellule adipeuse; à travers un rang de pareilles cellules, formant la partie pariétale par leur attachement réciproque, à travers les disques susdits, passe le cylindre-axe dans une ouverture du disque qui lui est conforme.

Ranvier affirme, dans la description des étranglements annulaires, l'absence de myéline dans les endroits de la soudure des

(1) *Archives de physiologie normale et pathologique*, par Brown-Séquard, Charcot et Vulpian. Referat dans *Centralblatt f. Med. Wiss.*, 1872, Nos 34, 35.

sections ou disques, qui divisent entièrement toute la masse du tube en sections dans toute son épaisseur. Les disques se pénètrent par le cylindre-axe allant le plus souvent non pas à travers le milieu du disque, mais s'approchant plutôt vers l'un ou l'autre côté de sa périphérie. Les disques paraissent en forme de ronds clairs, ou lorsqu'on les examine de profil, en forme de ménisques biconvexes à forte réfraction; chaque disque ou rond se divise suivant son diamètre en deux parties; au-dessus des disques passe l'enveloppe de Schwann. La substance médullaire se termine à côté du disque par un bord noir convexe. Les étranglements annulaires, d'après Ranvier, servent d'endroits pour la pénétration des substances cristalloïdes vers le cylindre-axe. Les étranglements annulaires furent acceptés plus tôt par Kölliker et par Frey pour une apparition artificielle provenant de la distension des tubes pendant l'apprêt des pièces.

Dans les explorations à l'aide de la dilacération par les aiguilles, si de pareils étranglements ne peuvent pas être pris pour des apparitions entièrement artificielles, dépendant de la distension, il est indubitable que la distension a une grande influence sur les différents aspects sous lesquels paraissent ces étranglements. En les rencontrant constamment dans cette manière d'exploration, je ne les ai jamais vus dans l'exploration par coupes avec enfoncements des côtés des tubes, mais toujours en forme de stries transversales plus grosses que celles que j'avais trouvées dans l'enveloppe propre des tubes.

Sur les pièces quoique faites par dilacération dans l'eau ou le blanc d'œuf, après macération préalable dans les liquides durcissants, et par conséquent, dans les conditions peu favorables à la distension, les étranglements avec enfoncements des côtés des tubes ne se rencontrent pas du tout ou ne se rencontrent qu'en nombre fort insignifiant.

Les enfoncements paraissent toujours en grand nombre sur les pièces préparées par dilacération; par conséquent, dans les tubes exposés à une distension. J'ai déjà dit que, au niveau des étranglements, le cylindre-axe se présente avec un aspect sinueux, ce qui montre que le cylindre-axe se distend en même temps que l'enveloppe propre du tube dans les endroits où siégent les étranglements. Ayant en vue ce qui avait été dit plus haut, je crois que s'il est permis d'accepter l'opinion de Ranvier sur la présence d'une espèce singulière de stries transversales plus épaisses, se trouvant à une très-grande distance l'une de l'autre et divisant le tube en sections — d'autant plus cette opinion ne devrait-elle pas être acceptée en forme d'existence ici de disques particuliers divisant toute la masse des parties du tube, mais en forme d'une soudure transversale ou annulaire, bornée seulement de la masse de sa propre enveloppe, — et, de cette manière, la dénomination de disque donnée à une telle soudure n'est point conforme à la réalité.

Pour s'assurer que les disques biconvexes reçus par Ranvier au moyen de diverses colorations (de picro-carminate, d'acide osmique, de nitrate d'argent) sont artificiels, dépendent des divers aspects de la myéline, ainsi que de la position variable dans les bouts, se touchant mutuellement, quand, comme je l'ai déjà dit, on remarque ici un contour annulaire renversant l'opinion sur l'existence des disques, je recommande de faire une observation sur les pièces préparées par dilacération du nerf au moyen des aiguilles, mais montées dans la laque de Dammar ou dans le baume du Canada. Le desséchement, donnant à la myéline l'aspect fin, granuleux, uniforme, en éloigne de suite toutes les diverses formations artificielles de la myéline ayant lieu à l'état humide des tubes. Avec cette manière d'exploration, surtout avec la coloration avec la fuchsine, les étranglements de Ranvier, en se colorant d'une manière tranchante, ne paraissent qu'en forme d'un trait transversal ou en forme d'un anneau, seulement dans l'état oblique des bouts du tube distendu, mais jamais en forme de disques, fixant les limites des parties du tube.

Quant aux noyaux décrits par Ranvier et se trouvant, comme il dit, dans le protoplasme entourant la myéline, et qu'il se trouve dans chaque section du tube un noyau, mes observations ne m'ont rien montré de pareil. Les noyaux existent non pas dans l'enveloppe de Schwann, mais dans l'enveloppe externe des tubes primitifs.

Axel Key et Retzius (*l. c.*) acceptent un tube primitif composé de deux enveloppes — propre ou celle de Schwann, contenant des noyaux, et enveloppe externe d'une structure plus compliquée. Cette dernière se compose de deux couches : couche fibrillaire (*Fibrillenscheide*) et couche cellulaire (*Häutchenzellen*), couvrant l'enveloppe externe. La couche a des noyaux, comme l'enveloppe de Schwann.

De cette manière, les fibres de l'enveloppe externe, composée d'une couche, suivant nos observations, où les fibrilles sont les prolongements des noyaux ;—Axel Key et Retzius les regardent comme une couche distincte. Les corps des cellules elles-mêmes, se touchant mutuellement, d'après mes observations, ils les regardent comme une autre couche, l'enveloppe externe, couvrant les tubes, s'étendant de telle manière que les fibrilles forment par leurs faisceaux des plaques placées l'une auprès de l'autre et séparées dans certains endroits par de petits espaces libres.

Résumé des déductions qu'il est possible de tirer de mes observations sur les cylindres-axes, comme tubes, et sur le mouvement du contenu de ces derniers. — Quelle que soit la différence entre les idées hypothétiques des anciens sur l'existence dans le système nerveux de tubes avec un contenu particulier, et le fait anatomique si clair, qui se prouve aujourd'hui par le microscope, l'existence dans l'intérieur des tubes primitifs d'autres tubes particuliers, en forme de cylindres-axes, — l'idée ancienne, hypothétique, reçoit une clarté factice.

A peu près cent cinquante ans avant nous, le célèbre Haller, ce prince des physiologistes, comme on le nommait alors, supposait, sans aucune donnée anatomique, que « les filaments nerveux qui, grâce à leur finesse, ne pouvaient être vus à l'aide du microscope, étaient des tubes ouverts, et que leur fonction s'effectue grâce au mouvement d'un liquide qu'ils renferment. » La supposition de Haller se vérifia en partie par les recherches anatomiques du successeur de ses idées, Fontana (1740-1805), qui, ayant découvert l'existence du cylindre-axe, supposait que c'était un tube contenant un liquide.

Parmi les savants russes, favorables à l'hypothèse de la circulation d'un liquide dans les cylindres-axes, celui qui s'est le plus avancé, c'est le Prof. Inozemtsoff, qui a même écrit là-dessus une monographie spéciale : Oснованіе паталогіи и терапіи нервнаго тока. Москва, 1863 г.

En rejetant ces larges généralisations, ces explications souvent fantastiques sur la pathologie et la thérapeutique des maladies nerveuses, nous avons trouvé, dans cette monographie sur les preuves anatomiques de la présence des cavités et des fluides dans les cylindres-axes, un certain nombre de faits anatomiques, avec la plupart desquels nos observations concordent également.

Il est très-remarquable que les grenouilles, ayant perdu tout signe de vie, conservent vers le huitième jour après la ligature de la moelle épinière, après être exposées à une atmosphère froide (0°R), l'irritabilité dans les nerfs des extrémités postérieures quelques heures après, malgré les altérations très-caractéristiques de la myéline, altérations consistant en une coloration jaune et en la formation dans la myéline de corps granuleux, disposés régulièrement à la manière des *sarcous elements* de Bowmann dans les muscles transversalement striés. Explorant le nerf crural à une extrémité, quand il a encore conservé son irritabilité, qui s'exprimait parce que le pressement du nerf par le pincement produit des contractions dans les muscles correspondants, il m'était facile de distinguer avec la plus grande clarté, sur la pièce, la présence des cylindres-axes des tubes primitifs en forme de tubes plus ou moins gros, dans diverses manières d'exploration. Au contraire, les cylindres-axes se distinguaient difficilement, et pourtant en forme de filaments dans l'exploration d'un autre nerf crural de la même grenouille, après la perte de l'irritabilité dans les nerfs, quand les cylindres-axes se présentent avec les parois rétrécies. Ainsi je suis arrivé à l'opinion que la conservation de l'irritabilité dans le nerf s'attache à la conservation des cylindres-axes dans leur état normal, dans l'aspect des tubes et la perte de l'irritabilité, avec le rétrécissement de leur partie pariétale.

J'espère que les nouvelles preuves que j'ai citées ici au profit de ce qui précède, non-seulement renversent tout à fait l'opinion dominante, quoique fausse, sur les cylindres-axes, comme filaments ou comme faisceaux de filaments, mais ces preuves nous aident en partie à éclaircir ce procès si énigmatique de l'action nerveuse.

Je vais indiquer avant tout la somme de faits qui donnent droit de conclure que les cylindres-axes sont véritablement des tubes, renfermant un contenu distinct.

Les observations dans la direction longitudinale :

1° Le double contour du cylindre-axe, si ce dernier est examiné dénudé des autres parties qui l'entourent, sortant du bout d'un tube nerveux primitif ou tout à fait mis à nu dans une longueur plus ou moins considérable. Ce dernier résultat proviendrait-il de la dilacération du nerf par les aiguilles ou d'une coupe longitudinale de la masse des tubes nerveux primitifs?

2° L'épaisseur inégale du cylindre-axe dans sa prolongation, dans une distension artificielle des tubes primitifs, en dilacérant la pièce au moyen d'aiguilles, par suite de quoi cette dernière se présente quelquefois variqueuse, même en dedans d'un tube nerveux.

3° Les élargissements inégaux, quelquefois en forme de cône, comme on les rencontre souvent dans divers cas pathologiques, explorant les cylindres-axes sur des coupes débarrassant les cylindres des parties environnantes.

4° Les contours en forme de chaînon avec les diverses formes des bords coupés dans l'exploration en coupe de sa masse.

5° Les ruptures pendant une congélation forte, qui s'expliquent au moyen de fentes d'une forme irrégulière, plus ou moins fortement ouvertes. Ces ruptures dépendent sans doute de la cristallisation du liquide qui s'y renferme.

6° La distinction claire entre la partie pariétale du cylindre-axe et la cavité du dernier.

a. Quand le cylindre-axe, mis à nu, s'explore dans sa surface externe, sur les pièces faites par dilacération et mises dans une solution faible d'acide osmique, pourtant bouchées hermétiquement entre les verres objectifs et laissées en repos durant quelques jours, la cavité du cylindre-axe, en se remplissant inégalement de contenu, se présente presque non colorée, en vue d'une cavité, tantôt élargie, tantôt rétrécie. Seulement les endroits qui se trouvent hors des limites de la cavité du cylindre, si inégalement élargie, paraissent colorés d'acide osmique.

b. L'apparition de l'emploi de la fuchsine ou de l'aniline dans la partie pariétale des cellules avec des noyaux disposés dans une position longitudinale, qui lui accordent en partie un aspect longitudinalement fibrillaire, parce que les noyaux ont des prolongements qui les relient dans la longueur du cylindre-axe.

c. La striation transversale, paraissant après quelques colorations dans la partie pariétale (l'aniline, connue dans le commerce sous le nom de Roth-Rubin), et ayant lieu dans les limites de la soudure des corps de cellules, formant la partie pariétale.

d. Sur les bouts arrachés des cylindres-axes paraissent des épaississements, qui se forment de ruptures irrégulières de la partie pariétale pendant la dilacération artificielle de la pièce au moyen des aiguilles.

7° L'avancement du contenu du bout du cylindre-axe en vue d'une tige compacte, ce qui dépend probablement de processus pathologiques, ou sous forme de gouttes d'un liquide gras.

Dans les coupes transversales et obliques :

8° Le cylindre-axe sur les coupes transversales se présente toujours avec un contour annulaire, très-ouvert sur les pièces fraîches et humides, et ce n'est qu'après le dessèchement de la pièce ou après sa macération dans les liquides durcissants, qu'il paraît, par le pressement de sa partie pariétale avec un contour pointillé ou stellaire, comme l'avaient ordinairement vu tous les observateurs. Par conséquent, l'observation immédiate sur l'altération du cylindre-axe passant sous nos yeux, à cause de la perte progressive d'eau dans la pièce, éclaircit facilement les causes des fausses opinions sur sa structure.

En examinant les altérations pendant le desséchement successif de la pièce, on remarque souvent que le contenu du cylindre-axe, en sortant de la cavité du dernier, paraît à cause du pressement de la partie pariétale sous l'aspect des gouttes à la surface de la myéline, se distinguant de celle-ci par une plus forte transparence, ainsi que par son aspect incolore.

9° La distinction visible du contour annulaire, formé par le cylindre-axe, en employant diverses colorations pour la pièce, ou la partie pariétale colorée d'une coloration, par exemple, par la cochenille avec l'acide sulfurique, se distingue très-clairement de sa cavité non-colorée, ainsi que de la myéline environnante offrant une autre coloration, celle de l'acide osmique, par exemple.

10° La conservation fréquente du cylindre-axe, même sur les pièces desséchées, en forme d'un anneau d'une diverse grandeur, bornant la cavité et entouré de myéline en dehors.

11° Le contour annulaire se voit sur les pièces fraîches et humides et dans les morceaux du cylindre-axe coupés obliquement, ce dernier étant en même temps observé dans une direction longitudinale.

12° Il arrive quelquefois de voir qu'en employant les colorations, ce n'est pas toute la cavité du cylindre-axe qui reste ouverte, c'est-à-dire non colorée, comme cela arrive ordinairement, mais qu'il paraît en dedans de la cavité une substance qui se colore ; c'est le contenu du cylindre-axe qui s'entoure en ce cas d'une ouverture plus ou moins large et d'une épaisseur inégale de la cavité elle-même.

La réunion de toutes les formes variées, prouvant l'apparition de cylindres-axes dans diverses manières d'exploration, assure positivement que *les cylindres sont des tubes renfermant un contenu distinct qui jouit probablement d'une certaine mobilité.*

Les apparitions suivantes méritent beaucoup d'attention pour vérifier la dernière supposition :

1° Le volume différent offert par les cylindres-axes dans les mêmes tubes primitifs observés sur les pièces fraîches et sur les pièces humides, mais seulement dans différents genres de la mort animale.

2° La conservation de quelques cylindres-axes avec un contour annulaire d'un divers volume, même après le dessèchement de la pièce, comme trace étant au moment de la mort de l'animal, le remplissement du cylindre-axe par son contenu.

3° Leur épaisseur inégale.

4° Et enfin leurs ruptures pendant une forte congélation.

Tous ces effets donnent le droit d'expliquer leur origine uniquement par *l'influence du contenu des cylindres-axes étendant plus ou moins leur partie pariétale ou empêchant la compression de la dernière.*

Explorant le système nerveux de l'homme et d'autres animaux après différents genres de mort, je me suis assuré entièrement que *le genre de mort a une influence sur la présence ou l'absence du contenu dans les cylindres-axes dans différents endroits du système nerveux*, pendant la mort de l'animal, et par conséquent, sur le volume variable qu'il offre aux observateurs avec les mêmes modes d'exploration.

Je mentionnerai ici l'élargissement excessif des cylindres-axes dans les racines antérieures de la moelle épinière après l'empoisonnement par la nicotine.

Dans tous ces divers cas, *j'avais tiré mes conclusions sur l'amassement du contenu dans les cylindres-axes*, en élargissant la cavité des derniers ou en mettant obstacle seulement à la compression de leur partie pariétale, paraissant ordinairement avec la perte d'eau dans la pièce, d'apparitions suivantes sur les pièces faites avec un tissu congelé.

1° Si nous explorons, à l'aide du microscope, une plaque

découpée dans la même atmosphère froide, où se produisait l'ouvrage, c'est-à-dire encore congelé ou après le dégel, sans l'intervention d'aucun liquide conservateur, ou enfin, après avoir monté immédiatement avec la laque de Dammar après la décongélation, par conséquent, dans son état humide, les cylindres-axes paraissent dans tous les tubes primitifs sur les coupes transversales avec un contour annulaire de leur partie pariétale, bornant la cavité qui y est contenue; leur volume est divers et atteint, dans quelques tubes primitifs, un si grand volume, que la myéline bornant en dehors la partie pariétale du cylindre-axe paraît avoir la forme d'une bordure à peine remarquable, tandis que la cavité elle-même du cylindre-axe occupe tout l'espace du tube primitif.

Sur les pièces humides, l'agrandissement du volume de la cavité du cylindre-axe se reconnaît facilement seulement dans son dernier degré; parce que dans la plupart des tubes primitifs, les parois des cylindres-axes, au bout d'une ou deux heures, commencent ordinairement à se presser, et, de cette manière, il paraît absolument quelque diminution de la cavité, pourtant inégale dans divers cylindres-axes.

2° Les cylindres-axes avec le volume augmenté de leur cavité se voient aussi très-bien sur les pièces colorées par l'acide osmique et montées dans la glycérine. L'acide osmique, en colorant surtout la myéline, donne le moyen de voir avec la plus grande clarté les limites de la cavité du cylindre-axe. Quoique plusieurs des dernières diminuent ordinairement en volume dans quelques heures, à la suite de la compression de leur partie pariétale, quelques-unes cependant conservent leur volume assez longtemps.

3° Sur les pièces desséchées et colorées préliminairement entre les tubes primitifs dont les cylindres-axes se présentent ordinairement à cause de la compression de leur partie pariétale avec des contours pointillés ou étoilés, entourés immédiatement de myéline, nous trouvons les deux formes suivantes dans lesquelles persiste l'aspect de leur cavité :

a. Dans quelques-uns des tubes primitifs, le contour annulaire de la partie pariétale du cylindre-axe d'un divers volume, bornant la cavité, s'entoure immédiatement de myéline qui se serre fortement. J'avais observé cet état des cylindres-axes, non-seulement sur les pièces congelées, mais aussi sur celles qui étaient faites après la macération dans l'acide chromique, entre autres cas sur des pièces provenant de malades ataxiques. (Pl. II, fig. 13.)

b. Dans d'autres tubes primitifs, les parois rétrécies du cylindre-axe ont des contours irréguliers et paraissent être disposés dans une cavité ronde bornée seulement par la myéline. Ici, la cavité du cylindre-axe, malgré la diminution et la déformation de ses parois, resta claire au milieu de la myéline, et renferme, comme contenu, ses parois rétrécies.

L'acide osmique, employé pour les pièces après coloration préliminaire de ces dernières par la décoction de cochenille avec l'acide acétique, l'acide azotique ou l'acide sulfurique, est ici un aide précieux. En colorant bien vite la myéline d'une couleur violette, plus ou moins foncée, il donne le moyen de distinguer avec une pleine clarté la présence d'une cavité non colorée du cylindre-axe ; tandis que la décoction de cochenille colore la partie pariétale du cylindre-axe, ainsi que celle du tube nerveux primitif lui-même.

Dès que j'ai eu commencé d'employer l'acide osmique au lieu de l'acide picrique, que j'employais auparavant pour colorer la myéline, il me fut possible de constater très-souvent la présence des cavités dans les cylindres-axes et sur les pièces desséchées, sous l'aspect que j'ai indiqué. (Pl. I, fig. 4.)

J'ai rapporté à un seul groupe les cylindres-axes au volume agrandi de leur cavité, distinguée sur les pièces humides et les cylindres-axes conservant le contour annulaire de divers volumes sur les pièces desséchées, et je ne distingue ces deux espèces de cylindre-axe que par la quantité du contenu, dépendant le plus des différentes manières de préparer les pièces. Mais je dois dire encore que, quoique l'origine de ces deux genres de cylindres s'explique facilement par le même motif et que je me sois assuré de leur liaison mutuelle dans certains cas au moyen de l'étude comparative des pièces humides et des pièces sèches, dans les autres cas j'obtenais quelquefois des résultats tout contraires. Souvent les cylindres-axes qui se présentaient avec un élargissement assez considérable sur les pièces humides, ne conservaient, après le dessèchement de la pièce, aucune trace d'un pareil élargissement et paraissaient avec des parois tout à fait rétrécies. De la même manière, les cylindres-axes, dont la cavité avait un volume normal sur les pièces humides, conservaient leur contour annulaire après être desséchées, et leurs parois ne se rétrécissaient point. On pourra croire que, ici, les divers états pathologiques des parois du cylindre-axe ont aussi une influence.

Quant à la quantité des cylindres-axes portant les marques de l'amassement ci-devant du contenu avant le moment de la mort de l'homme ou de l'animal, cette quantité est plus grande sur les pièces fraîches, et moins grande sur les pièces sèches. Nous avons donc le droit de conclure qu'une partie des cylindres-axes perd cet aspect après le dessèchement de la pièce.

Si, sur une pièce fraîche, un cylindre-axe, avec le volume agrandi de sa cavité, paraît pour dix cylindres-axes avec l'aspect normal de la dernière, il se rencontre sur une pièce sèche avec un contour annulaire de la partie pariétale un cylindre pour vingt ou pour trente. Quel que soit le rapport entre l'état décrit des cylindres-axes dans les pièces humides et les pièces sèches, aujourd'hui il est très-important de savoir que *les cylindres-axes paraissent avec une cavité agrandie sur les pièces humides ainsi qu'avec une cavité claire sur les pièces sèches.*

Dans différents genres de mort de l'homme et d'autres animaux, les cylindres-axes, portant les marques de l'amassement sus-indiqué du contenu, s'observent non-seulement dans certains faisceaux du même nerf, mais aussi seulement dans certains nerfs de la moelle épinière ; souvent ils ne se rencontrent pas du tout, quelquefois ils se trouvent dans les racines anté-

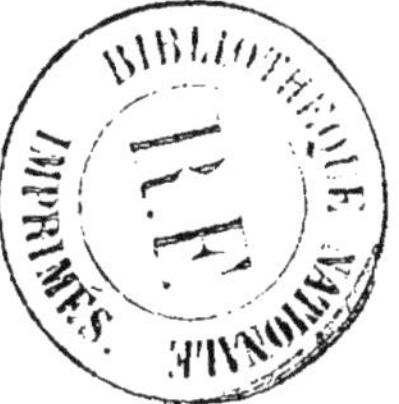

rieures, tantôt dans les postérieures, et pourtant tantôt dans les tubes fins, tantôt dans les gros tubes de racines postérieures. Dans la substance blanche des diverses colonnes de la moelle épinière, ces cylindres se rencontrent de la même manière. J'ai quelquefois trouvé dans les nerfs, encore tout frais et humides de l'homme, tous les cylindres-axes rétrécis.

Il faut que je mentionne ici les altérations du tissu nerveux qui surviennent sous l'influence de la congélation et qui accompagnent *quelquefois* l'aspect décrit précédemment.

Le superflu des parties liquides dans le tissu nerveux, la température plus ou moins considérablement basse (au-dessous de 10° R), employée pendant la congélation, paraissent des conditions capables de produire l'altération du tissu nerveux, dont le point de départ est les cavités, qui existent à l'état normal dans la substance blanche du système nerveux, décrite ici, telles sont : les cavités des réservoirs et des espaces intertubulaires. Si quelques-uns et même la plupart des faisceaux des tubes primitifs, explorés sur la coupe transversale de la pièce, avec de telles conditions de la préparation de celle-ci, se présentent tout à fait sans altération dans les parties qui les composent, dans quelques-uns d'entre eux apparaissent des cavités de diverses grandeurs, cavités plus ou moins ovales avec un agrandissement anormal. Quelquefois le volume de pareilles cavités entre les tubes ou les faisceaux de tubes est si considérable, que les tubes primitifs ou leurs faisceaux en sont éloignés dans une grande étendue.

Il est clair que le volume agrandi de quelques-uns des cylindres-axes pourrait être rapporté à ces altérations du tissu nerveux qui y paraissent avec le superflu des parties liquides qui se cristallisent pendant la congélation, *mais l'agrandissement dans le volume des cavités susdites nous montre toujours avant tout la présence des parties liquides seulement dans les cavités qui avaient éprouvé une telle altération.* Comme j'ai observé l'état décrit des cylindres-axes sur les pièces faites après la macération dans les liquides durcissants comme il est représenté sur la planche II, fig. 13, nous avons au moins le droit de circonscrire considérablement la part d'influence de la congélation, dans l'agrandissement du volume des cylindres-axes, qui a lieu seulement dans quelques-uns de ces derniers.

On devra, en même temps, rejeter l'influence de la congélation dans la conservation d'un contour annulaire du cylindre-axe sur les coupes transversales après le desséchement de la pièce, quand la partie pariétale conserve son intégrité.

On y ajoutera aussi l'observation pendant l'exploration longitudinale des nerfs frais en les dilacérant au moyen d'aiguilles, quand il sera aussi possible d'observer à travers la partie pariétale l'élargissement inégal des cylindres-axes.

Ordinairement les limites de l'agrandissement du volume de la cavité du cylindre-axe sont telles, qu'on aperçoit toujours entre les parois d'un tube primitif et la cavité une couche de myéline d'une épaisseur variable, et de cette manière la cavité du cylindre-axe ne sort point hors des limites d'un tube primitif.

Les limites bien déterminées entre l'aspect normal de la cavité axis-cylindrique et l'agrandissement artificiel de cette dernière après la congélation, à la suite de la cristallisation du liquide qui s'y renferme, se déterminent par l'état entier de la partie pariétale du cylindre-axe. C'est-à-dire là où la dernière s'explique au moyen d'une coupe transversale par un contour annulaire sur les pièces desséchées, nous devons regarder cet état comme un état tout à fait normal, paru à cause d'un grand amassement du contenu dans la cavité du cylindre-axe. Il est probable qu'il faut qu'on y rapporte aussi les cas dans lesquels on voit une cavité au milieu de la myéline (du cylindre-axe), cavité enfermant les parois rétrécies du cylindre-axe.

Les déductions susdites sur la structure des cylindres-axes et les observations donnant le droit à faire des conclusions sur l'amassement plus ou moins grand du contenu dans les cylindres-axes, après différents genres de mort, et par conséquent dans différents cas pathologiques, nous forcent de soupçonner la mobilité du contenu, ainsi que *la possibilité d'un élargissement artificiel des cylindres-axes, au moyen d'une ligature des nerfs, ainsi que de la moelle épinière.*

J'ai fait une série entière d'expériences pareilles sur les chats.

Quoique j'aie trouvé sur les pièces préparées par moi et provenant de diverses parties de la moelle épinière, au-dessus ou au-dessous de la ligature, des racines des nerfs spinaux et des tiges nerveuses mixtes, les marques en grande quantité (les cavités des cylindres-axes sur les pièces desséchées et l'agrandissement en volume des cavités sur les pièces humides), décrites plus haut, donnant le droit de conclure sur la présence du contenu dans plusieurs cylindres-axes, *je crois qu'il est nécessaire d'instituer encore une nouvelle série d'expériences semblables pour définir ici la part, indubitable d'ailleurs, de l'influence exercée par la ligature elle-même.*

J'ai déjà parlé de la part qu'exerce le processus pathologique sur l'état du cylindre-axe, précédant le moment de la mort de l'animal et indépendamment de la ligature.

Malheureusement, mes expériences sur la ligature de la moelle épinière et des nerfs ne m'ont pas encore donné des résultats positifs pour résoudre la question : dans quel genre de tubes primitifs, d'après les fonctions physiologiques des derniers, paraissent les cylindres-axes, remplis de leur contenu, au-dessus ou au-dessous de la ligature produite? Je ne puis pas non plus dire positivement dans quel genre de mort se rencontre en général l'amassement du contenu dans les cylindres-axes, tant des nerfs moteurs que des nerfs sensitifs.

Je recommande aux personnes qui désirent vérifier mes observations de faire des coupes de la partie inférieure de la moelle épinière, du chat par exemple, au-dessous du renflement lombaire, parce que la moelle épinière s'entoure d'une quantité considérable de racines antérieures et postérieures des nerfs de la moelle épinière, ce qui donne le moyen d'avoir sur une seule pièce une grande quantité de ces racines. J'ai remarqué conjointement avec l'amassement du contenu dans les cylindres-axes, dans les uns des tubes primitifs au-dessus de la ligature, et dans les autres au-dessous de cette même ligature, un agrandissement des espaces intertubulaires et des réservoirs au-dessous ou derrière la ligature, ce qui donne le droit de regarder ces derniers comme étant des cavités lymphatiques.

La ligature de la moelle épinière des chats était produite sous mes yeux par mon collègue, le médecin Kouznetsky, qui avait eu l'occasion d'apprendre à connaître mes déductions sur les coupes préparées par moi. Les chats étaient tués soit par la section de la gorge, soit par un coup sur la tête, d'un à cinq jours après que la ligature avait été produite. Ils supportaient ordinairement la ligature d'autant plus longtemps qu'elle était voisine de la terminaison de la moelle épinière. Quoique l'amassement du contenu dans les cylindres-axes ait pu être observé à des temps variables après la ligature, il se voyait cependant le mieux dans la plupart des cylindres-axes, seulement le premier jour après l'opération.

Des faisceaux des tubes primitifs. — Les tubes primitifs en se réunissant forment des faisceaux primitifs d'un volume variable, entourés d'une enveloppe nommée périnèvre ou névrilème, ayant toutes les propriétés d'une enveloppe externe des tubes, auquel nous avons conservé la dénomination donnée par Robin à l'enveloppe couvrant les faisceaux.

Les faisceaux primitifs forment de nouveau des faisceaux secondaires, et ceux-ci, à leur tour, des faisceaux tertiaires. Les faisceaux secondaires seuls ou avec les faisceaux tertiaires forment les tiges nerveuses. L'enveloppe qui entoure les faisceaux secondaires et les faisceaux tertiaires diffère seulement par la présence de filaments élastiques, plus nombreux dans les faisceaux de la troisième espèce que dans les faisceaux de la seconde.

Le névrilème des racines des nerfs spinaux est la partie intégrale de la pie-mère de la moelle épinière.

La *dure-mère* de la moelle forme une enveloppe solide, externe, aux racines.

Les faisceaux des tubes nerveux sont, d'après Ranvier, couverts d'une enveloppe composée d'un tissu conjonctif lamelleux, concentrique. Sur la surface, ainsi qu'entre les plaques distinctes se trouve l'endothélium, en forme de cellules plates qui se trouvent sur l'enveloppe de Schwann, ainsi que sur la surface interne elle-même (tissu intra-fasciculaire). Les faisceaux isolés se trouvent dans le tissu conjonctif lâche, poreux (tissu périfasciculaire). Axel Key et Retzius développent encore cette opinion sur la structure du tissu conjonctif en général, prenant pour son type les lamelles qui se trouvent dans l'arachnoïde. Les faisceaux fasciculaires composant la tige nerveuse sont entourés de tissu conjonctif qu'ils nomment épinèvre; le tissu entourant les faisceaux ils le nomment, comme Robin, périnèvre, et son prolongement en dedans des faisceaux endonèvre. Le docteur Vensky en Russie annonça, dans sa dissertation (1868), la présence d'un épithélium sur la surface interne des faisceaux nerveux.

De la différence entre les racines antérieures et les racines postérieures considérées dans les propriétés des tubes et dans celles de leurs faisceaux. — Le nombre et l'épaisseur des faisceaux sont variables, mais les faisceaux sont en général plus épais dans les racines postérieures que dans les racines antérieures. Ovsiannikoff et Jakoubovitch (1) ont essayé déjà, lors de leurs premières observations, d'établir un rapport entre le diamètre des tubes primitifs et la grandeur des cellules nerveuses. Les *tubes* les plus *épais* sont, selon eux, des *tubes moteurs* et les plus *fins* des *tubes sensitifs*. Les racines antérieures se composent de filaments moteurs et de filaments sympathiques; les racines postérieures se composent de filaments moteurs, en petit nombre, de filaments sensitifs et sympathiques.

Si nous faisons attention au diamètre des tubes qui composent les racines antérieures et les racines postérieures, il n'y a

(1) *Mélanges physiques et chimiques de l'Académie des sciences de Pétersbourg*, t. II, 1855. — *Mélanges biologiques de l'Académie des sciences de Pétersbourg*, t. II, 1856.

aucun doute que les deux espèces de tubes fins existent exclusivement dans les racines postérieures, tandis que les racines antérieures, au contraire, ne contiennent que des gros tubes.

Reisner dit qu'un grand nombre de tubes fins ne forme pas la propriété générale des racines postérieures. Kölliker, renversant l'opinion de Reisner, dit que tous les tubes, dans leur étendue finale, deviennent homogènes en prenant un amincissement successif.

J'ai découvert, en étudiant les propriétés des faisceaux dans les racines antérieures et dans les racines postérieures, que leur différence anatomique dépend des propriétés des faisceaux qui les composent.

Des faisceaux homo-tubulaires des racines antérieures et des faisceaux hétérotubulaires des racines postérieures. — Les racines antérieures se composent de deux genres de tubes gros d'après le diamètre ; les uns et les autres se distinguent visiblement comme tubes, même avec un faible grossissement (oculaire 3, objectif 4 de Hartnack). Alors les faisceaux des racines antérieures ont l'aspect de faisceaux homo-tubulaires. *Fascicules homo-tubulaires.* (Pl. I, fig. 4, 8; pl. II, fig. 12.)

Tout à fait au contraire, les racines postérieures se composent de quatre espèces de tubes de différents diamètres, avec une grande quantité de deux espèces de tubes fins. Il en résulte que, avec le grossissement dont on a parlé plus haut, les derniers ne sont point visibles. Ainsi les faisceaux des racines postérieures ont la propriété des faisceaux hétéro-tubulaires (*fasc. hetero-tubulares.* (Pl. I, fig. 2, 3, 6, 9; pl. II, fig. 10.) Les tubes fins dans les racines postérieures, quoiqu'ils soient placés isolément parmi les tubes gros, se trouvent la plupart parmi eux en faisceaux.

Parmi les tubes gros, entrant dans la structure des racines postérieures, qui sont exclusivement hétéro-tubulaires, il se trouve une espèce de tubes gros, différant des autres tubes par de très-fins cylindres-axes, qui se colorent plus difficilement que ceux des autres tubes. Il s'ensuit que de pareils tubes se présentent très-souvent comme ne contenant point de cylindres. De pareils tubes se rencontrent aussi dans les nerfs sympathiques, sans se mêler ici à une autre espèce de tubes, les plus fins formant des faisceaux distincts.

Des vaisseaux sanguins et lymphatiques des nerfs. — Les vaisseaux sanguins sont répandus parmi les faisceaux en forme d'un filet fin pénétrant très-rarement dans les faisceaux primitifs. Il est difficile de douter que l'espace intertubulaire et les réservoirs servent de moyens pour passer le plasma nutritif du sang tout droit jusqu'aux tubes primitifs. J'ai déjà dit qu'en produisant la ligature des extrémités des animaux, j'obtenais sur les pièces des réservoirs très-élargis au-dessous ou derrière la ligature, ainsi que des espaces intertubulaires dans plusieurs endroits, ce qui donne droit de les prendre pour des cavités lymphatiques.

Georges Pouchet se basant, dans ses observations, sur la disposition des vaisseaux dans les nerfs périphériques, dit qu'il ne se rencontre point de vaisseaux capillaires dans les faisceaux primitifs quand le volume de ces derniers ne dépasse pas le diamètre de 17 μ (1).

Le docteur Kourkovsky (2) poursuivant d'après les recherches du docteur Vensky l'idée sur la présence des cavités dans les tiges nerveuses, faisait par piqûre l'injection des matières colorantes, ce qui ne donna pas à Vensky de résultats positifs. Le docteur Kourkovsky arriva au moyen de ses explorations jusqu'à l'idée qu'il existe autour du faisceau une cavité, mais qu'il n'en existe point entre les tubes primitifs.

Le liquide injecté dans le nerf ischiatique passait sur le faisceau, si la pointe de l'aiguille de Luër, au moyen de laquelle se produisait l'injection, pénétrait le tissu cellulaire

(1) *Note sur la vascularité des vaisseaux primitifs des nerfs.* — *Journal de l'anatomie et de la physiologie*, par Ch. Robin, 1868, n° 4.

(2) Журналъ для нормальной и патологической гистологіи Руднева, Богдановича, Забѣлина и Заварыкина. 1870. Декабрь.

lâche, formant l'enveloppe du faisceau des nerfs. Si l'aiguille pénétrait en dedans du faisceau, le liquide injecté se disposait irrégulièrement entre les tubes nerveux, en séparant ces derniers et formant des passages. Il paraît que la dernière apparition aurait dû clairement prouver l'existence des cavités intertubulaires, mais le docteur Kourkovsky tira de cette expérience la conclusion qu'il est nécessaire de mener l'aiguille de telle manière, que la pointe s'arrête sous l'épithélium tapissant l'enveloppe du faisceau, sans pénétrer entre les tubes eux-mêmes. Il a observé dans ce cas, que la masse (cinnabre) s'était épaissement distribuée sous l'épithélium couvrant l'enveloppe du faisceau nerveux tandis qu'on n'en a point vu entre les tubes nerveux. Une pareille apparition devrait, suivant notre opinion, montrer qu'il n'existe pas de relation directe entre les espaces intertubulaires et entre l'espace périfasciculaire. Les cavités périnerveuses ne peuvent pas, d'après Kourkovsky, avoir la signification des cavités lymphatiques, parce que la masse injectée ne paraissait point dans les glandes lymphatiques voisines.

Dans la deuxième partie de notre ouvrage, en parlant des cavités lymphatiques des organes centraux, nous citerons sur ce sujet l'opinion d'autres observateurs.

En cas que le cinnabre se trouve dans les glandes, dit Kourkowsky, il est évident qu'il pénètre ici de l'enveloppe des faisceaux nerveux, qui à leur tour l'ont reçue à travers les faux passages situés entre l'épithélium. Ranvier pense que le liquide nutritif pénètre vers le cylindre d'axe à travers la couche de substance colloïde, formant des étranglements transversaux dans les tubes nerveux (anneau constricteur). D'après Ranvier, les vaisseaux lymphatiques se trouvent seulement dans le tissu périfasciculaire, c'est-à-dire dans l'enveloppe réunissant les faisceaux en tige. Il dit encore qu'il n'a pas trouvé, pendant les injections qu'il produisait, de relations mutuelles entre les cavités du tissu périfasciculaire et entre celles du tissu intrafasciculaire. Les vaisseaux sanguins se distribuent avant tout dans le tissu périfasciculaire et entrent déjà ensuite dans le tissu intrafasciculaire. Ranvier, comme on le sait, considère le tissu en généra. comme une cavité lymphatique multicamère qui renferme les muscles et les nerfs.

Le milieu où vit l'organe, c'est la lymphe, et l'appareil circulatoire du sang n'est qu'un accessoire perfectionné del'appareil lymphatique. Axel Key et Retzius (*loc. cit.*), en injectant la masse dans l'espace sous-arachnoïdien de la moelle épinière, entre la pie-mère et l'arachnoïde, ont trouvé que la masse pénètre non-seulement entre les grands et les petits faisceaux des racines des nerfs spinaux, mais aussi dans les espaces intertubulaires; de même autour des cellules nerveuses dans les ganglions, entourés de capsules.

Ils expliquent cette pénétration de la masse d'une telle manière qu'elle pénètre à travers le rang des cavités, ayant lieu dans l'enveloppe de la moelle épinière, qu'ils regardent comme une cavité lymphatique. En injectant par piqûre dans les tiges nerveuses, ils avaient remarqué que la masse pénètre dans les espaces intertubulaires, limités par l'enveloppe de Schwann d'un côté et l'enveloppe externe de l'autre. Les enveloppes externes peuvent être injectées de l'espace subdural (*subduralraum*), par exemple dans l'*oculo-motorius*, *hypoglossus*, *trigeminus*, ainsi que les nerfs spinaux.

La science a depuis longtemps donné des essais d'injection dans les tiges nerveuses par Reil, Bogros, Cruveilhier, Coze et Michel. Robin explique le passage des substances injectées que produisaient ces observateurs, par la pénétration de la masse dans le périnèvre.

Nervi nervorum. — Sappey a montré qu'il entre dans la structure de la gaîne commune du nerf non-seulement du tissu conjonctif et du tissu élastique, mais encore de la graisse, des artères, des veines et des nerfs. Il a désigné ces derniers sous le nom de *nervi nervorum.*

Comme ailleurs, ces nerfs suivent les artères principales, donnent des ramifications en formant des plexus sur les faisceaux des tubes. Le nombre des plexus diminue suivant la diminution de l'épaisseur des faisceaux, et il n'y en a pas du tout sur les faisceaux primitifs (1).

Les racines antérieures et les racines postérieures des nerfs spinaux forment des tiges communes (nerfs mixtes) après la sortie des racines postérieures de leurs ganglions, dont la présence seulement sur le passage des racines postérieures, d'après Robin, forme leur différence anatomique. On sait que les racines antérieures s'appuient seulement sur les ganglions, tandis que les postérieures sont en relation avec les cellules nerveuses des ganglions.

Après s'être assemblés en courtes tiges communes composant les nerfs mixtes, les faisceaux de tube de chacune des tiges se divisent bientôt de nouveau en branches antérieures et branches postérieures des nerfs mixtes qui, outre leur rapport avec divers tissus, forment encore des plexus particuliers.

Le rapport anatomique des racines des nerfs spinaux pour les ganglions, le système nerveux sympathique, le cerveau et la moelle épinière, ainsi que les appareils terminaux des nerfs, tout cela sera le sujet de l'autre ouvrage.

(1) *Sur la structure de l'enveloppe fibreuse des nerfs.* — *Journal de l'anatomie et de la physiologie*, par Ch. Robin, n° 1, 1868.

DEUXIÈME PARTIE

CHAPITRE PREMIER

Idées générales sur la structure du tissu nerveux dans les organes centraux.

Les organes centraux du système nerveux se composent de deux substances, la blanche et la grise, qui diffèrent par divers rapports mutuels et par diverses propriétés. Cette différence se reconnaît par une exploration à l'œil nu. Cependant plus on sonde le mystère de la structure du système nerveux à l'aide du microscope, plus cette différence entre les deux substances semble, dans quelques endroits, comme disparaître à l'observation, proportionnellement pourtant au degré de grossissement, exigeant des moyens particuliers pour être visible. Ce que j'ai dit se rapporte à cette partie de la substance blanche et grise, qui porte le nom de *substance fibrillaire*.

Décrivant la structure des tubes nerveux primitifs, nous avons déjà vu à quelles difficultés s'expose l'observateur en distinguant les tubes nerveux primitifs des cylindres-axes, le faisceau des tubes, le plus gros d'un gros tube, ayant en vue que les uns et les autres éléments perdent si facilement leurs propriétés caractéristiques par la seule perte de leur humidité, sans parler déjà de l'influence des liquides durcissants et de celle des différentes colorations. La difficulté de distinguer les différents éléments de la substance blanche et de la substance grise dans les organes centraux s'augmente encore parce que les uns et les autres sont bien serrés dans plusieurs endroits, et parce qu'ils se ressemblent beaucoup par leur structure, présentant différents systèmes d'éléments tubuleux. Dans les racines des nerfs spinaux, nous avons déjà vu l'un des principaux éléments de la substance fibrillaire des organes centraux, ce sont les cylindres-axes qui forment, dans leur état nu, la partie fibrillaire de la substance grise. Les mêmes cylindres-axes, formant l'élément principal de la substance blanche, reçoivent ici, à force d'ajouter à leur surface externe de la myéline et une enveloppe, encore d'autres propriétés. La partie de la substance grise, la plus importante, se compose des cellules nerveuses avec les différents systèmes de leurs prolongements, auxquels se rapportent les cylindres-axes.

Servant d'organes anatomiques aux fonctions du système nerveux, les cellules nerveuses, comme ces éléments formés de foyers pour l'entrée et la sortie, ou pour le commencement, ou la terminaison des nerfs, elles sont en corrélation immédiate avec les éléments fibrillaires nerveux des deux substances des organes centraux ainsi qu'avec les terminaisons des nerfs sous-périphériques. Les derniers lient les cellules nerveuses avec les extrémités périphériques des nerfs, ayant lieu dans différents endroits du corps de l'animal.

La structure des racines des nerfs spinaux nous a déjà fait connaître les propriétés les plus importantes de la substance blanche ainsi que de la substance fibrillaire grise des organes centraux. Tous les nerfs périphériques doivent être rapportés à la substance blanche du tissu nerveux, dont l'aspect caractéristique est la présence de la myéline qui lui donne cette couleur blanche.

Les contradictions considérables des observateurs dans la description des filaments centraux dépendent du rapport indifférent aux éléments fibrillaires des deux substances du tissu nerveux, ainsi que de l'idée mal établie sur les enveloppes des tubes primitifs des nerfs périphériques. Il est indubitable que les éléments fibrillaires de la substance blanche et de la substance grise, ayant leurs communes propriétés caractéristiques, ont encore, dans chacune de ces substances, des variations tout à fait particulières parmi leurs éléments fibrillaires. Il suffira de mentionner ici la différence entre les prolongements des cellules nerveuses et les tubes primitifs de la substance blanche par exemple.

L'opinion dominante dans la description des organes centraux est celle de Bidder, qui assure que les filaments centraux se distinguent des éléments périphériques, les premiers n'ayant pas d'enveloppe propre ou enveloppe de Schwann. L'idée sur l'enveloppe propre des éléments fibrillaires dans les organes centraux vient, par comparaison, de l'idée sur la pareille dans les tubes primitifs des nerfs périphériques. Mais nous avons vu déjà combien l'opinion des différents observateurs avait sur ce sujet peu d'uniformité. Tandis que certains observateurs admettent la présence des deux enveloppes, une interne et l'autre externe, dans la partie pariétale des tubes primitifs des nerfs périphériques, les autres n'admettent qu'une seule enveloppe, laissant en général à cette dernière le nom d'enveloppe de Schwann. Si l'idée sur l'enveloppe propre des éléments fibrillaires des organes centraux est rapportée à la substance blanche, il faut accepter que ces éléments sont privés de leur enveloppe propre, dans le sens indiqué dans la description de la structure des racines des nerfs spinaux, de la présence d'une enveloppe transversalement striée.

Mais je ne doute guère de l'existence de gaînes dans les tubes primitifs, portant sur une certaine quantité de la substance blanche, en forme de même enveloppe aux noyaux, que nous avons décrites comme enveloppe externe des tubes primitifs des nerfs périphériques. L'autre partie de la substance consiste en des cylindres-axes, revêtus seulement de myéline. En nous rapportant avec la question sur les enveloppes aux éléments fibrillaires de la substance grise, nous trouverons la solution de cette question dans la description de la structure des cylindres-axes, qui, étant des tubes, ont une partie pariétale, limitant leur cavité.

Deiters, partageant tout à fait l'opinion de Bidder, pense que ce n'est que l'idée théorique qui admit la présence de l'enveloppe de Schwann dans les filaments centraux comme une suite continue de celle des cellules nerveuses qu'il rejette. Rapportant le nom de filaments centraux à la substance blanche, Deiters n'a jamais vu ici d'enveloppe avec des noyaux. Mais en employant les colorations que j'ai indiquées pour faire connaître les noyaux du périnèvre, il est très-facile de s'assurer qu'il existe ici une enveloppe toute pareille à celle qui forme le périnèvre. Examinant la coupe transversale des éléments fibrillaires de la substance blanche sur les pièces colorées, Deiters dit que le cylindre-axe coloré s'entoure d'un rond non coloré (la myéline), limité par un contour extérieur très-coloré, disparaissant dans le tissu conjonctif environnant, auquel, sous l'influence durcissante de l'acide chromique, doit être rapporté ce contour extérieur si coloré. Ni dans les espaces situés entre de tels éléments, ni autour, Deiters n'a jamais vu de noyaux.

Examinant les coupes transversales de la substance blanche de la moelle épinière, Goll décrit ses tubes primitifs sur les pièces colorées, sous l'aspect des contours annulaires, formés par l'enveloppe des tubes renfermant dans le centre un cylindre-axe. Mautner dit la même chose. D'après Kölliker, le réticulum forme ici des espaces ouverts ou mailles, parmi lesquels se trouvent les cylindres-axes. Nous verrons que, dans ce genre de cas, les contours annulaires, qu'on voit sur les coupes transversales, peuvent être, avec le même droit, examinés comme enveloppes pour les tubes primitifs de la substance blanche, ainsi que le réticulum général dans le sens de Kölliker.

Quant aux éléments fibrillaires de la substance grise, la coupe transversale les présente aussi avec un contour annulaire, surtout sur les pièces fraîches et humides, et quelquefois sur les pièces desséchées, comme nous l'avons vu. De cette manière, si le contour annulaire présente un signe caractéristique d'éléments tubulaires en général, il n'est pourtant pas le signe assez

(1) *Loc. cit.*, p. 103.

suffisant pour distinguer les éléments tubulaires des deux substances du tissu nerveux.

La structure des cylindres, comme tubes, décrits par moi, donne plein droit de rejeter l'opinion des observateurs qui prennent pour une forme la plus simple et primitive, partie fondamentale du tissu fibrillaire nerveux, les filaments primitifs (*Nerven primitiv fibrillen*), idée répandue dans l'étude de M. Schultze.

Si nous excluons des éléments nerveux propres des organes centraux le tissu nucléo-fibrillaire, qui sert de canevas pour la disposition des éléments histologiques (*névroglie* ou *réticulum*), alors d'après nos observations, en opposition à l'étude de M. Schultze, toute la substance fibrillaire du tissu nerveux dans les organes centraux et périphériques sera renfermée dans les formes suivantes :

1° Les tubes primitifs de la substance grise du tissu nerveux ou les cylindres-axes dénudés (substance grise fibrillaire des organes centraux) ;

2° Tubes primitifs de la substance grise ou les cylindres-axes entourés de myéline (tubes primitifs dans la substance blanche des organes centraux dans les nerfs optiques et olfactifs) ;

3° Le cylindre-axe entouré de myéline et de l'enveloppe du même tissu qui forme la névroglie (dans la substance blanche des organes centraux) ;

4° Le cylindre-axe entouré de myéline, de l'enveloppe intérieure, ou enveloppe propre, transversalement striée des tubes et de l'externe, comme dans le cas précédent (tous les nerfs périphériques).

Commençant la description des organes centraux du système nerveux, je n'ai pas suivi ici le chemin généralement usité de parler des filaments centraux nerveux, n'ayant pas en vue leur différence dans les deux substances du tissu nerveux ; — c'est pourquoi dans la description suivante, je parlerai à part de la substance blanche et de la substance grise, acceptant leur différence comme fondamentale, dans les explorations microscopiques, ainsi que dans les explorations macroscopiques.

1° Substance blanche. — Quoique la présence de la myéline forme la distinction la plus importante de la substance blanche, — les propriétés de la substance blanche varient encore dans différents endroits des organes centraux à cause de la présence ou de l'absence de l'enveloppe externe.

Comme la présence de la myéline est un signe caractéristique de la substance blanche, il est clair que tous les moyens, montrant sa présence, servent en même temps à distinguer les éléments fibrillaires des mêmes éléments dans la substance grise.

En parlant de la structure des racines des nerfs spinaux, nous avons déjà signalé les aspects sous lesquels se présente la myéline, pourquoi il est indispensable d'avoir en vue : 1° sa transparence, qui tranche même sur les figures, sa réaction photographique ; 2° la polarisation ; 3° l'affinité pour elle de l'acide picrique et l'acide osmique ; 4° l'incoloration par la cochenille additionnée d'acide acétique, ou par la fuchsine avec ce dernier, et 5° la coloration violette par la décoction de cochenille.

De la substance blanche des cylindres-axes entourés de myéline et de l'enveloppe externe. — Coupes transversales (pl. V, fig. 1, 2, 3). Les coupes transversales de la substance blanche, par exemple dans quelques-unes des colonnes de la moelle épinière, montrent cette substance composée de faisceaux de tubes primitifs.

Sous le nom de tubes primitifs de la substance blanche, nous entendrons toujours le cylindre-axe, entouré ou de myéline seulement, ou de myéline et de l'enveloppe externe, ou enfin, de myéline et de deux enveloppes, l'une interne et l'autre externe. Les tubes primitifs de la substance blanche paraissent avec les distinctions suivantes :

1° La forme des tubes primitifs de la substance blanche n'a pas l'aspect tranchant, polygonal, sur les pièces sèches, que nous avons vu dans les nerfs périphériques où il dépend de leur enveloppe propre.

2° Le diamètre des tubes de toutes formes, en le comparant au diamètre de pareils tubes dans les nerfs périphériques, est moins grand que dans ces derniers.

3° Le volume relatif du cylindre-axe à celui du tube primitif est plus grand que dans les nerfs périphériques.

4° Je n'ai pas eu l'occasion de voir les prolongements communiquants transversaux dans les cylindres-axes de la substance blanche des organes centraux.

5° La quantité des réservoirs est beaucoup plus abondante dans la substance blanche des organes centraux.

Les tubes primitifs de la substance blanche forment des faisceaux, qui paraissent tantôt homotubulaires, tantôt hétérotubulaires, suivant leur propriété. Les plus fins faisceaux homotubulaires se voient, par exemple, dans le noyau blanc des hémisphères du cerveau et du cervelet, et les faisceaux hétérotubulaires dans la moelle épinière, par exemple. La coupe transversale présente les tubes de la substance blanche dans différentes formes, selon la manière de préparer les pièces.

Sur les pièces fraîches et humides, l'aspect tubulaire de la substance blanche provient des cavités des cylindres-axes très-ouvertes, limitées d'un contour annulaire fin, suivi d'une couche fine de myéline et de névroglie, formant l'enveloppe externe des tubes primitifs.

Ce n'est que sur les pièces fraîches et humides, que l'espace occupé par la myéline et l'enveloppe externe des tubes primitifs est insignifiant et que la cavité du cylindre-axe est très-volumineuse. Sur les pièces desséchées ou macérées dans les liquides durcissants, le cas est tout à fait contraire.

Sur les pièces desséchées, les cylindres-axes diminuent de volume; leurs parois se serrent irrégulièrement; il en résulte qu'ils reçoivent des contours stellaires. L'espace entre le cylindre-axe et l'enveloppe externe des tubes primitifs, ou autrement, le contour annulaire des tubes primitifs paraît plus épais, ce qui donne le moyen de distinguer très-clairement les tubes primitifs entre eux. Sur les coupes transversales, dans les pièces conservées avec l'acide chromique, les tubes primitifs et les cylindres-axes diminuent de volume encore plus que dans le cas précédent. Les tubes primitifs, en s'approchant très-près l'un de l'autre, ne laissent pas voir d'intervalles entre eux, l'espace intertubulaire, ni de réservoirs. La myéline prend ordinairement un aspect fibrillaire en couches; chaque couche est à part, offre une disposition concentrique et un contour annulaire, peut être facilement pris pour le contour limitant d'un tube. Les cylindres-axes se présentent pointillés ou stellaires, ou laissent, mais très-rarement, la cavité ouverte très-limitée. Dans les pièces faites après la macération prolongée dans l'acide chromique et l'alcool, la myéline, ainsi que l'enveloppe externe, se présentent indifféremment sous la forme d'une substance finement granuleuse, au milieu de laquelle sont distribués les cylindres-axes. Dans les pièces faites après la macération dans l'alcool et ensuite traitées par la térébenthine, — la myéline tantôt disparaît des tubes, tantôt revêt l'aspect d'une substance homogène transparente. La différente coloration de la pièce, et nommément l'adjonction de l'acide picrique à quelques autres colorations, montre toujours avec une clarté singulière la présence de la myéline, grâce à la couleur jaune de cette dernière pour la coloration avec la picrine, et donne par là le moyen de distinguer les tubes entre eux. A l'aide des colorations dont nous avons parlé, par exemple l'aniline, montrant la présence du noyau, du périnèvre, on voit très-clairement que les mêmes noyaux, qui forment ici la névroglie, se trouvent en grande quantité sur les contours externes des tubes primitifs.

Coupes longitudinales. — Elles montrent facilement les cylindres-axes, qui se découvrent plus légèrement, et pourtant en plus grande quantité, que dans les nerfs périphériques, ce qui dépend de l'absence de l'enveloppe propre dans les tubes primitifs, ainsi que de la couche de myéline moins épaisse, masquant la présence des cylindres-axes. Sur les pièces fraîches et sur les pièces humides, les cylindres-axes se présentent comme des fibres rubannées, ou en forme de chaînon ou fibre à double contour fin, disposées plus ou moins parallèlement et se distinguant par leur éclat des autres parties des tubes primitifs. Quant à leur plus fine structure, ainsi qu'à l'emploi des colorations, on peut répéter ici tout ce que nous avons dit des cylindres-axes, en décrivant la structure des nerfs périphériques.

De la dilacération à l'aide d'aiguilles. — L'absence d'enveloppe propre dans les tubes primitifs et la contiguïté de ces derniers à l'aide des enveloppes externes, portant ici le nom de *névroglie*, telle est la cause pour laquelle, se dilacérant difficilement par les aiguilles, les tubes primitifs ne s'isolent point comme les tubes primitifs des nerfs périphériques. L'aspect entier de ces derniers dépend, comme nous l'avons vu, de l'enveloppe propre, restée sur les tubes dilacérés de cette manière. On a souvent ici l'occasion d'observer les filaments variqueux, qui ne sont que des cylindres-axes, altérés par la distension. Les cylindres-axes se dénudant facilement en partageant le morceau du tissu nerveux, montrent les mêmes propriétés que nous avons vues dans les tubes primitifs des nerfs périphériques.

De la substance blanche des cylindres-axes, entourés seulement de myéline. — Sur les pièces fraîches et sur les pièces humides, l'aspect tubulaire de cette substance dépend des cylindres-axes, comme dans les cas précédents, mais à cause de ce qu'il n'y a point d'enveloppes externes dans les tubes primitifs par opposition à la substance blanche qui a été décrite, les cylindres-axes sont plus serrés entre eux et sont séparés seulement par une petite quantité de myéline, qui a l'aspect d'une partie pariétale des tubes primitifs, partie très-fine et à peine remarquable. Dans les pièces faites avec du tissu macéré dans les liquides durcissants, il est difficile de distinguer cette forme de la substance blanche de ses autres formes.

Le contour annulaire des tubes primitifs ne dépend ici que de la myéline qui, dans ce cas, peut facilement être prise pour leur enveloppe externe. La coloration diverse de la pièce nous explique de plus les propriétés de cette substance blanche. Sur les pièces desséchées pendant le serrement des parois des cylindres-axes, perdant le contour annulaire, quoique les espaces intermédiaires occupés par la myéline deviennent plus clairs, les tubes primitifs cependant perdent leur aspect isolé, et leurs contours externes se joignent dans une masse fine, granuleuse, remplissent les espaces qui séparent les cylindres-axes.

La substance blanche, que je décris, se compose des cylindres-axes, ayant le diamètre le plus fin ; cette substance existe par exemple dans le noyau blanc des hémisphères. La névroglie n'entoure pas ici chaque tube primitif (cylindre-axe entouré de myéline), mais leurs faisceaux de différentes grosseurs. Dans plusieurs endroits, le faisceau épais de la substance blanche se divise sur leurs passages en plus fins faisceaux. L'épaisseur des tubes primitifs dans les deux formes de la substance blanche se trouve dans les limites de 2, 5, 8 μ.

Tout ce que j'ai dit de la substance blanche nous montre que les différents modes de préparation des pièces ont une influence non-seulement sur l'altération du volume des parties des tubes primitifs, mais aussi sur l'aspect même des éléments formés, qui composent ces parties.

Substance conjonctive des organes centraux ou névroglie. — L'idée la plus claire sur la structure de la substance blanche nous donne le savoir du tissu, qui forme la base tubulaire, maillé ou fissileux dans les deux substances des organes centraux, tissu que Virchow a nommé *névroglie* (*Nervenkitt*), et Kölliker *réticulum*. D'après Bidder et Koupfer, Keuffel en 1811 a décrit la présence du tissu conjonctif dans les organes centraux ; ce tissu se trouve en contiguïté avec la pie-mère.

La névroglie forme tantôt des gaînes tubulaires dans la substance blanche, pour chacun des tubes à part, tantôt elle entoure des faisceaux entiers des cylindres-axes limités mutuellement seulement par la myéline, donnant par son rapport pour les cylindres-axes, entourés de myéline, des propriétés distinctes à diverses variétés de la substance blanche, qui se trouvent dans l'une ou l'autre des parties des organes centraux, portant le nom du tissu conjonctif. Il devint surtout connu après les observations de Virchow en 1845, qui montra sa présence parmi tous les éléments nerveux des deux substances des organes centraux (Virchow, *Pathologie cellulaire*). Le célèbre histologiste reconnut justement ce tissu comme conforme à celui du périnèvre, ce dont je suis tout à fait convaincu. Le névrilemme, suivant son opinion, se rapporte au périnèvre dans les nerfs périphériques comme les enveloppes de la moelle épinière et du cerveau se rapportent à la névroglie dans le système nerveux central. Bidder, en 1854, et ensuite Koupfer, Ovsiannikoff et Metzler ont contribué à répandre l'opinion sur la présence totale du tissu conjonctif dans les organes centraux, en y joignant pourtant, si c'est là une faute, une sorte d'élément, qui sont des cellules nerveuses d'après leurs propriétés (par exemple, de très-petites cellules nerveuses des cornes postérieures de la moelle épinière). Stilling lui donne au contraire un siége très-limité, rapportant presque tous les éléments formés, qui se rencontrent dans les organes centraux, aux éléments nerveux proprement dits.

Jakoubovitch, Robin, Henle, Hessling, regardent la névroglie comme consistant en une masse amorphe; Robin prétend que l'aspect filamenteux de la névroglie n'est qu'une apparition artificielle dépendant des liquides durcissants, ou d'un état pathologique, sclérose cérébrale, *induration rouge*.

D'après l'opinion de Kölliker, le réticulum consiste en une substance conjonctive réticulaire, des mailles formées par les cellules étoilées ou squelette des fibres privées de noyaux, provenant des mailles, des filaments, et des trabécules, joints diversement. Les cylindres-axes se trouvent parmi ces derniers. Excepté la pie-mère et la tunique adventice des grands vaisseaux, il n'y a, suivant son opinion, nulle part dans les organes centraux de tissu fibrillaire conjonctif.

Nous avons déjà vu quelle influence ont les modes d'exploration sur l'aspect de la substance blanche en forme de nerfs périphériques, on dirait la même chose sur la substance blanche des organes centraux. Tout ce qui a été dit sur l'enveloppe externe (périnèvre), qui forme des gaînes pour les faisceaux des tubes, ainsi que pour les tubes primitifs des nerfs périphériques, se rapporte aussi à la névroglie, comme tissu, présentant les mêmes propriétés. Les fig. 8, 9, 12 et 13, de deux premières planches montrent assez bien les différents aspects de la coupe transversale des nerfs périphériques sur les pièces faites avec du tissu frais congelé (8, 9, 12) et sur les pièces après la macération dans les liquides durcissants (fig. 13). Pour avoir l'idée la plus claire sur les divers aspects sous lesquels se présente le périnèvre, sous l'influence seulement des différentes colorations, je prie de faire attention aux fig. 8 et 9 de la pl. I, ayant aussi un rapport pour la question sur la structure de la névroglie. Je répète encore que l'influence de certains réactifs et de certaines colorations, comme il a déjà été dit dans la description du périnèvre, a ici, comme dans les organes centraux, tantôt l'aspect du noyau fibrillaire de la névroglie, tantôt l'aspect fibrillaire et même souvent amorphe.

Dans l'exploration transversale de la substance blanche, où la névroglie forme des gaînes tubulaires pour chaque cylindre-axe entouré de myéline (par exemple, dans la substance blanche de la moelle épinière), nous voyons que quelque part les gaînes tubulaires, qui se trouvent l'une à côté de l'autre, ont une paroi commune. Dans les autres, ils se séparent par l'espace intertubulaire, ou par leurs élargissements stellaires, les réservoirs.

La partie pariétale des gaînes, ainsi que celle des réservoirs se forme ici comme dans les tubes primitifs des nerfs périphériques, des noyaux communiquent mutuellement par leurs prolongements (pl. I, fig. 8, n. e.). Les éléments formés de névroglie gardent partout le caractère, non pas des cellules, mais celui de vrais noyaux s'anastomosant entre eux par leurs prolongements.

J'ai déjà dit, dans la description du périnèvre, que les noyaux de ce dernier, c'est-à-dire aussi les noyaux de la névroglie, sont des noyaux des cellules épithéliales, dont les corps dans le périnèvre et la névroglie se présentent rarement avec leur aspect entier, mais ordinairement comme une masse amorphe ou une masse finement granuleuse. Cela donna en partie droit à plusieurs observateurs d'accepter la présence d'une substance finement granuleuse dans la substance blanche, ainsi que parmi les cellules nerveuses. Stieda (1) nomme cette substance *molekulare grundsubstanz*. Le docteur Vensky, en parlant dans sa dissertation (1868) de la présence du tissu épithélial dans les nerfs périphériques, décrit sûrement comme tissu de même genre le périnèvre, quoiqu'il ne parle pas des prolongements des noyaux dans les cellules épithéliales, formant ce tissu. D'après son opinion, l'épithélium lamelleux, en forme d'une enveloppe distincte, couvre les faisceaux des nerfs, et en entrant en dedans du faisceau il couvre aussi les filaments nerveux (c'est-à-dire les tubes) formant des cloisons dans le faisceau.

En publiant pour la première fois mes observations à l'étranger (*Comptes rendus de l'Académie des sciences de Paris*, 1864, 12 décembre), j'ai montré la présence des cavités stellaires (réservoirs) parmi les tubes des nerfs périphériques, ainsi que dans la substance blanche des organes centraux. Par la manière d'une telle préparation de la pièce, quand la névroglie se présente en forme fibrillaire ou que les noyaux deviennent invisibles (acide chromique, excès d'acide acétique), les réservoirs stellaires, surtout encore si la coloration dont on se sert entre dans leur cavité, reçoivent un faux aspect des cellules isolées, dont les prolongements semblent former le squelette de la névroglie.

Tout au plus, je crois que je ne me trompe pas en pensant que les cellules isolées du réticulum décrites par Kolliker, avec « *ringförmige anastomosen der Zellenausläufer* », décrites par Frommann (2), sont ces cavités stellaires, que nous avons nom-

(1) *Studien über den centrale Nervensystem der Wirbelthiere*. 1868, § 155.

(2) *Archiv für path. anat.*, von R. Virchow (1864); et dans un autre ouvrage: *Untersuchungen über normal et path. Anat. des Rückenmarks*, I. Theil, 1864.

mées *réservoirs*. Pour les noyaux de ces cellules, ils acceptent les vrais noyaux de la névroglie, altérés par l'influence des colorations et des réactifs. Ces noyaux deviennent plus volumineux par l'action des processus pathologiques et des colorations avec le carmin ; ils acceptent en ce cas une forme plus arrondie, et alors ils se présentent quelquefois comme enfermés dans le réservoir, qui en ce cas-là peut être pris pour le corps de la cellule, et les noyaux mêmes comme noyaux de ces cellules. Quoique le réservoir, quand il y a un noyau altéré, puisse être pris par erreur pour une cellule isolée, il est pourtant très-difficile de le prendre pour la dernière dans les cas où il y a beaucoup de noyaux et quand ces noyaux sont disposés à côté de lui dans l'espace intertubuleux et assez éloignés les uns des autres. Les cas de ce genre, décrits par Fromann (fig. 8, 9 et 10 de ses figures), sont rapportés par lui au processus pathologique, consistant, comme il le dit, en un fort grossissement de volume des cellules de la névroglie (réservoir) avec l'augmentation du nombre des noyaux dans ces dernières. Mais, désirant faire la corrélation de l'apparition pathologique, trouvée d'après son opinion avec la structure physiologique, sa fausse opinion sur la dernière se prouve le plus par le premier. Ainsi le dessin 9 de son tableau dans l'un des espaces intertubulaires présente la quantité des noyaux, occupant la place limitée de tous côtés par 12 tubes primitifs et pourtant d'un diamètre très-grand. Peut-on croire que tout cet espace présente une cellule remplie de noyaux?

Il se présente beaucoup d'endroits où les noyaux, augmentés dans leur volume, sont disposés en longues rangées parmi les tubes en forme de chapelets, occupant l'espace limité par 10 gros tubes. Il me paraît clair que les réservoirs, ainsi que les espaces intertubulaires, ont été pris par Fromann pour des cellules isolées du réticulum, quoique certains réservoirs sont justement pris par lui pour des intervalles vides entre les tubes primitifs. Faisant attention aux coupes transversales de la substance blanche de la moelle épinière, Fromann décrit ici deux espèces de formations en mailles. Quelques-unes des mailles se forment par la jonction mutuelle des filaments de la névroglie et les autres par leur intersection. Les unes et les autres ont une forme tantôt arrondie, tantôt à 3 ou 4 angles. Dans quelques-unes des mailles, on trouve les cylindres-axes, les autres sont des canaux vides (*kanalsysteme*), teints plus fortement par le carmin. Dans toutes les mailles, et surtout dans les dernières, on verra des formations pointues : ce sont des coupes transversales des fibres de la névroglie. Déjà la quantité bornée des cellules prises par Fromann dans la substance conjonctive de la moelle épinière, comme on le voit sur ses dessins, ainsi que la grandeur et la forme, donnent le droit de conclure qu'il prenait pour ces derniers les réservoirs. Sur les pièces congelées, en employant la coloration d'aniline, il est facile de s'assurer que les vrais noyaux de la névroglie se voient en énorme quantité dans la partie pariétale de chaque tube, ou dans chaque maille du réticulum sur la coupe transversale.

Dans ses communications complémentaires, faites dans la seconde partie de l'ouvrage cité et édité en 1867, Fromann décrit le tissu conjonctif de la moelle épinière de la manière suivante. Le tissu conjonctif est ici fibrillaire; ses fibres, en formant des filets, sont en liaison avec des cellules. Les cellules de la névroglie dans la substance blanche, ainsi que dans la substance grise, sont des éléments formés, ayant la grandeur de 0,003 millimètres, consistant en noyau, ou en noyau avec une couche de protoplasma. Le noyau enferme le nucléole et tous deux donnent des prolongements, qui communiquent en partie avec les prolongements du même genre d'autres cellules. Du nucléole sortent des filaments (*Faden*) et du noyau sort une fibre (*Faser*) qui devient plus tard tube de noyau (*Kernröhren*). Fromann présente sous le même aspect non-seulement les noyaux des capillaires et de l'épithélium des lèvres, mais aussi les cellules nerveuses.

Le docteur Camilio Golgi (1) a décrit, dans ces derniers

(1) *Schmidt's Jarbücher*, 1871, n° 4. — *Ueber die Beudesubstanz im Gehirne.*

temps, les cellules du tissu conjonctif du cerveau, pendant le durcissement de ce dernier par la solution d'acide osmique, en forme de cellules rondes, ovales et stellaires avec de grands noyaux et avec une quantité insignifiante de protoplasme.

Une quantité de prolongements viennent du protoplasme des cellules; ces prolongements vont dans toutes les directions, s'anastomosant en partie.

M. Schültze, comme fondateur des nouvelles études sur le protoplasme, études d'après lesquelles la cellule n'a point d'enveloppe propre, croit que les cellules du tissu conjonctif dans les organes centraux du système nerveux, ainsi que dans la rétine de l'œil, peuvent se métamorphoser en tissu fibrillaire, ainsi qu'en tissu conjonctif, formé de mailles.

Deiters, acceptant dans leurs fondements les études de M. Schultze et partant de l'histoire de leur évolution, ne donne pas de distinction spécifique ni à la cellule du tissu conjonctif, ni à la cellule nerveuse, qui ne reçoivent des propriétés caractéristiques que dans leur développement suivant : « *Die Schwammmasse in ihrer Genese auch zu den Nervenzellen in Verbindung stehe, von denen sie sich später ganz emancipirt. Die Schvammmasse gewisser Massen einen centralen Boden darstellen, der in der ersten Entwickelung eigentlich beiden Geweben angehort, aber später mehr eine indifferente Geltung erhält* » (1).

L'opinion de Deiters devint très-répandue parmi les histologistes, outre Fromann et Golgi, qui sont d'accord avec l'opinion de Deiters ; Besser aussi parle dans le même sens. Ce dernier auteur accepte que la névroglie se compose de deux formations, se trouvant dans une liaison génétique des noyaux (*Gliakerne*) et d'une masse internucléaire crochue, fibrillaire et poreuse (*Gliafasernetze*) (2).

Le tissu conjonctif dans la moelle épinière (septa) présente,

(1) *Loc. cit.*, p. 39, et 40.

(2) *Virchow's Archiv*, 36. Band., 3. Heft. 1866.

d'après Boll (1), de mêmes cellules que l'adventia des vaisseaux décrite par Deiters et Golgi, c'est-à-dire les cellules avec de nombreux prolongements sortant radiairement ou en pinceaux avec une petite quantité de protoplasmes, entourant le noyau. Outre les cellules, il y a encore une substance fine granuleuse. Il y a dans le cerveau de toutes pareilles cellules et encore des cellules avec un protaplasme bien développé. Suivant son opinion, il y a dans la substance grise : 1° des cellules du tissu conjonctif de Deiters, 2° des mailles anastomosant de cellules (filet fondamental) de Kölliker, 3° une partie de noyaux du tissu conjonctif de la couche de noyaux, et enfin 4° la substance fine granuleuse. Ranvier (2) renverse la justice de l'opinion de Deiters et de Boll en rapport de la forme des cellules du tissu conjonctif dans les organes centraux où il voyait de mêmes cellules qu'il avait décrites dans les tendons et dans le tissu conjonctif fibrillaire d'autres parties du corps.

Substance corticale du tissu nerveux et substance gélatineuse centrale.—Décrivant la substance de la moelle épinière, Bidder et Kupfer, et puis Kölliker et Fromann, prennent ici pour sa couche extérieure une substance corticale tout à fait distincte, qui se trouve en contiguïté avec le réticulum. D'après mes observations sur les pièces fraîches, faites avec du tissu congelé, la substance corticale est une apparition artificielle, consécutive à l'influence des substances durcissantes, dont je parlerai encore ailleurs.

En relation immédiate avec la substance fondamentale ou cément des organes centraux (*neuroglia*) se trouve une enveloppe molle (*pia mater*), ayant en partie, comme cette substance, ses mêmes éléments histologiques, c'est-à-dire des cellules épithéliales avec leurs noyaux munis de prolongements. La *pie-mère* contient, en outre, un grand nombre de vaisseaux

(1) *Referat in der Centrablatt f. med. Wissenschaft.* 1872. *N.N.* 13, 14.

(2) *Referat in Jahresberichts über die Leistungen und Fortschritte in der gesammten Medicin.* 1873

et de nerfs, des fibres élastiques et des cellules pigmentées se voyant, par exemple, dans la partie cervicale de la moelle épinière. Fromann décrit la névroglie comme un tissu à part, n'ayant pas de relation immédiate avec la pie-mère; mais mes observations me forcent de considérer la névroglie comme un tissu contigu à cette partie de la pie-mère, qui consiste en des cellules épithéliales avec leurs noyaux caractéristiques. La pie-mère entre en partie avec tous ses éléments dans la substance blanche, par exemple, par les fissures de la moelle épinière. La substance gélatineuse centrale de Stilling, l'épendyme de Virchow, décrit par certaines personnes comme un tissu distinct, couvrant la masse des cavités du cerveau et du canal de la moelle épinière, c'est toujours la névroglie, qui, comme l'a justement dit Virchow, sort sur la surface libre.

II. Substance grise.—Ce n'est qu'en examinant par réflexion, que cette substance se distingue d'une couleur grise, tandis qu'à la transparence elle paraît encore plus diaphane que la substance blanche. On a une véritable idée de sa transparence dans la fig. 28 de la planche IV, faite sur une pièce non colorée. J'ai déjà parlé de l'altération des propriétés des deux substances sous les différents modes de préparation des pièces, dans le chapitre sur la photographie de ces dernières. La couleur et la transparence de la substance grise paraissent différentes dans plusieurs endroits des organes centraux, ce qui dépend d'une différente qualité des éléments histologiques, ainsi que de la manière et de l'épaisseur de leur distribution. Par la plus forte transparence se distingue la substance gélatineuse, par exemple, dans la partie postérieure des cornes postérieures de la moelle épinière et dans la fosse rhomboïdale de la moelle allongée.

La moindre diaphanéité de la substance grise dans quelques endroits dépend de la présence de cellules nerveuses pigmentées, comme on le remarque, par exemple, dans la substance grise (fig. 37, pl. VIII). La substance grise paraît tantôt en couches distinctes, isolées de la substance blanche, par exemple, à la surface extérieure des circonvolutions du cerveau et du cervelet; tantôt les deux substances se mêlent tellement entre elles, que le tissu nerveux peut être nommé mixte, comme on le voit, par exemple, sur le pont de Varole, sur la moelle allongée et sur les autres ganglions centraux (pl. VIII, fig. 34, 35).

La substance grise se compose de cellules nerveuses avec leurs prolongements et peut être divisée en substance celluleuse et substance fibrillaire. Nous connaissons déjà en partie la dernière en forme de cylindre-axe, et avant de faire la description suivante, nous parlerons de l'exploration de la substance cellulaire.

Cellules nerveuses. — Les éléments les plus importants du système nerveux sont les *cellules nerveuses* (*cellulæ nerveæ; Nervenzellen, Nervenkörper*). Ce sont des corps ronds, ovales ou diversement anguleux, longs (chez l'homme) de 12 — 150 μ, avec un contenu distinct, renfermant le noyau (*nucleus*) et encore un nucléole (*nucleolus*) dans ce dernier. La grandeur du noyau est de 3 — 16 μ, et celle du nucléole de 1 — 6 μ.

La grandeur des cellules nerveuses chez les animaux est en corrélation avec le volume de leur corps. Les corps de la cellule et du noyau ont des prolongements, formant la substance grise fibrillaire (prolongements nucléaires : pl. VI, fig. 11 (k), fig. 13 c., p. 14 ; fig. 20 m. et m'. ; pl. VII, fig. 26, 27, et 28; pl. VIII, fig. 31 (z), 32 (c), 40. Prolongements du corps : pl. V, fig. 6, 8 ; pl. VI, fig. 12, 16 et 18 ; pl. VII, fig. 22, 24, 25 et 29 ; pl. VIII, fig. 36 et 41.)

Les cellules nerveuses de la moelle épinière et de la moelle allongée, du pont de Varole, de la tige des nerfs sympathiques, par conséquent une grande partie des cellules nerveuses, renferment encore un grand corps ovale, d'une couleur jaune ou brune, long de 8 — 60 μ, occupant 1/8 de toute la cellule et quelquefois plus et qui se trouve tantôt près du noyau, tantôt près des limites périphériques de la cellule (pl. V, fig. 6, 8 (x) ; il se voit tout d'une couleur brune sur la pl. VI, fig. 13 et 14, dans plusieurs cellules en forme de grands corps très-foncés).

Ayant en vue la couleur jaune caractéristique, jointe à l'aspect entier et aux contours réguliers de ce corps noyau, je lui ai donné le nom de corps jaune des cellules nerveuses (*corpuscula lutea*). Quelquefois il y a deux corps jaunes dans une seule cellule.

Parmi les cellules nerveuses, qui montrent si facilement les propriétés des cellules nerveuses, il y a un grand nombre de cellules d'un très-petit volume, qui ont été prises par certaines personnes pour des noyaux du névrilemme ou de la névroglie, quand cette dernière conserve son aspect noyau fibrillaire. Les colorations donnant l'aspect fibrillaire à la névroglie en rendant confus les noyaux de la dernière, comme on l'a déjà dit, et conservant en même temps la vue normale des cellules nerveuses, aident de cette manière à distinguer ces cellules.

Les cellules nerveuses montrent une certaine élasticité à la pression ; elles se rompent quand on les presse fortement, et alors il s'en sépare un contenu plus liquide avec une substance finement granuleuse.

L'exploration des propriétés des cellules nerveuses à leur état frais et humide doit toujours occuper la première place.

Et ici, comme dans les explorations précédentes, les idées sur leur structure doivent être tirées des explorations là dessus dans leur surface extérieure (par exemple, dans la dilacération du tissu à l'aide des aiguilles), mais aussi dans les coupes pénétrant leur masse.

La cellule nerveuse dans son état frais et humide paraît homogène et transparente, mais ordinairement elle devient bientôt plus ou moins granuleuse, surtout dans sa partie périphérique. La granulation dépend de la présence de molécules plus ou moins transparentes.

On peut même dire que les corps granuleux (*Körnchen*), comme moins transparents, sont distribués dans une autre substance amorphe du protoplasme, que Kölliker a nommé *substance fondamentale* (*Grundsubstanz*). La transparence de la cellule nerveuse est plus forte que celle de la myéline. L'idée sur cette dernière qualité nous donne leur réaction photographique. Le nucléole (*nucleolus*) a la même transparence que le corps de la cellule, tandis que le noyau (*nucleus*) est la partie la plus transparente. Le noyau lui-même est tantôt plus, tantôt moins granuleux.

En explorant du tissu nerveux frais sans réactifs ni colorations, il est facile de remarquer une certaine altération de couleur, même dans l'état normal, chez différents hommes et différents animaux. On peut voir diverses altérations de couleur des cellules nerveuses chez les sujets morts de diverses maladies. Un rang entier de couleur, en comptant de la pleine absence de couleur jusqu'aux colorations les plus foncées, accompagne ces altérations les plus délicates, dans les parties de la cellule nerveuse, pour la détermination desquelles nous n'avons pas encore d'instruments satisfaisants. Excepté les parties intégrantes de la bile, retenues par le sang et donnant aux cellules nerveuses une coloration jaune très-remarquable, il existe encore bien des processus pathologiques, altérant d'une manière plus ou moins claire la couleur des divers éléments histologiques du tissu nerveux. Il est plus commode d'examiner l'altération de la couleur, seulement sur les pièces faites avec du tissu congelé, en forme de plaques découpées.

La coloration agit ordinairement de telle manière que les noyaux, comme parties les plus transparentes des cellules, reçoivent la couleur la plus foncée, ayant en même temps la moindre transparence dans la réaction photographique; dans ce cas, les noyaux s'expriment sur le positif avec une couleur foncée, tandis que les nucléoles et les corps des cellules paraissent avec une couleur plus claire (pl. VI, fig. 14, s). La réaction du corps et du noyau se voit sur la pl. V, fig. 5 et 10; pl. VI, fig. 11, 13, 14; pl. VII, fig. 26 et 27; pl. VIII, fig. 31 et 32. Les corps jaunes ne se colorent pas et retiennent sa couleur caractéristique. L'acide chromique, colorant en jaune toutes les parties de la cellule nerveuse, est impropre pour explorer les corps jaunes. Ce n'est pas toutes les cellules qui se rapportent également à une même coloration; les colorations leur accordent un différent aspect, en montrant les parties composées seulement d'un certain nombre de cellules. Cela montre que les propriétés des différentes cellules dans leur état normal ne sont pas égales, ou que leur différente affinité pour les colorations dépend des processus pathologiques.

D'après Gerlach, le nucléole se colore par le carmin plus fortement que les autres parties, le noyau moins que le nucléole, et le corps de la cellule encore moins. Stilling dit que le nucléole ne se colore pas plus vivement que les autres parties et qu'il reste même souvent sans coloration. Fromann n'a vu que très-rarement que le noyau fût coloré aussi fortement que le corps de la cellule, jamais d'une couleur plus foncée que celle du corps de la cellule, mais à la plupart coloré très-faiblement. Le nucléole, d'après lui, se colore aussi fortement et même encore plus que le corps de la cellule.

Les prolongements des cellules se colorent toujours moins que le corps. Les coupes transversales des prolongements et des cylindres-axes se colorent plus que les coupes longitudinales.

Les meilleures colorations, dont j'ai eu l'occasion d'éprouver l'influence, sont l'aniline, la fuschine, l'aniline orange, la décoction de cochenille, le lacmuce, la fuschine avec l'acide picrique, en agissant alternativement ou le mélange de ce dernier avec la cochenille. J'ai déjà remarqué que la cochenille avec l'acide picrique colorant ordinairement d'une même couleur toutes les parties de la cellule, seulement colorant plus vivement le noyau, teint quelquefois ce dernier d'une couleur violette et le corps d'une couleur jaune. J'ai observé ce cas dans les cellules des cornes antérieures de la moelle épinière et dans les ganglions des racines après l'empoisonnement de l'animal par la strychnine, et chez l'homme dans les ganglions après la mort causée par la jaunisse. Je rappellerai ici que la cochenille ne donne de colorations violettes qu'en mélange avec les alcalis. Une excellente coloration pour l'exploration des cellules nerveuses, c'est la fuschine (un grain pour six drachmes, ou pour une once d'eau), avec une influence successive de la décoction de cochenille avec l'acide picrique sur les cellules (la décoction de cochenille et la solution de picrine en parties égales). Pendant une forte congélation les cellules nerveuses et leurs prolongements se rompent quelquefois, ce qui provient de la cristallisation du liquide qu'elles contiennent. Les substances durcissantes leur donnent la vue gros-granuleuse et diminuent sensiblement leur volume; tandis que les cellules à plusieurs prolongements revêtent les contours les plus saillants et les plus anguleux. La diminution de volume se remarque surtout dans le noyau, comme en général dans le dessèchement de la pièce. La macération dans l'acide chromique et dans l'alcool diminue, tandis que la térébenthine rétablit la transparence de la cellule, qui prend alors un aspect homogène.

Avant de parler particulièrement des différentes parties de la cellule nerveuse, nous parlerons encore du noyau et de la cavité périnucléaire, que j'ai trouvée.

Du noyau, du nucléole et de la cavité périnucléaire. — Le noyau et le nucléole se rapportent aux parties les plus variables de la cellule nerveuse; quelquefois leur présence ne peut être définie en aucune manière; nous devons reconnaître ce fait pour une apparition pathologique. J'ai observé ordinairement la disparition du noyau et du nucléole à la fois ou de l'un d'eux après l'empoisonnement des animaux par la strychnine, par le chloral hydraté et par la nicotine, ainsi que dans les cas de mort des hommes, après des maladies plus ou moins longues. Ils se rencontrent le plus souvent dans les cas de mort subite de l'homme ou des animaux, occasionnée par des lésions traumatiques. Dans les cas pathologiques, on remarque souvent un grossissement excessif du noyau.

On doit penser que le noyau a aussi son enveloppe propre et son contenu propre. Souvent la partie pariétale du noyau sur les pièces fraîches se montre très-clairement par un double contour fin. Sur les pièces macérées dans l'alcool et soumises à l'influence de la térébenthine, la partie pariétale du noyau paraît beaucoup plus claire que le contenu, et souvent elle présente aussi un double contour fin, dont parle aussi Fraentzel. Pendant la coloration, la partie pariétale se colore le plus vivement. On remarque le plus souvent qu'avec la dessiccation de la pièce, il se forme sur la surface du noyau des plis, c'est ce que Bouchholz a vu aussi. Enfin, nous voyons avec la plus grande clarté le contour du noyau dans les cas, quand ce dernier se présente entouré d'une zone claire particulière, dont je parlerai plus loin. La présence du noyau dans le tissu nerveux frais se voit alors même, quand la coagulation du contenu de la cellule n'a pas encore eu lieu, quand le contenu de la cellule et celui du noyau paraissent homogènes, c'est-à-dire quand les limites entre eux se déterminent dans ce cas seulement par la partie pariétale du noyau. Je ne partage pas l'opinion de Polaillon, qui dit que le noyau ne devient visible qu'après la coagulation du contenu de la cellule et de celui du noyau. Dans le contenu du noyau (*nucleus*, *kern*), on remarque quelquefois outre le nucléole (*nucleolus*, *kernkörperchen*), la présence de plusieurs corps granuleux, comme dans le noyau lui-même. M. Schultze, en décrivant la structure de la cellule nerveuse dans *Raya Torpedo*, dit que le contenu homogène du noyau renferme un grand nucléole (kernkörperchen) contenant quelques vacuoles (*vacuolen*).

On remarque plus rarement dans le nucléole (*nucleolus*) la présence d'un autre nucléole, que Mauthner a nommé nucleolulus (*noyau du nucléole*) ; tout au plus, ce dernier ne pourrait-il pas être reconnu pour la cavité du nucléole, teinte toujours plus faiblement que celui-ci.

Il y a quelquefois deux noyaux dans une seule cellule, comme le fait remarquer aussi Kölliker chez les jeunes animaux, Henle et Mautner chez les animaux adultes. Le noyau et le nucléole peuvent être observés à travers la masse du corps de la cellule, ainsi que dénudés par la coupe de la dernière. Le noyau, par sa position dans la cellule, ne répond point par son diamètre longitudinal au diamètre semblable de la cellule, et souvent ils se trouvent dans la direction opposée. Le noyau, comme je l'ai déjà fait remarquer, se distingue par une forte diaphanéité, et, par l'emploi des colorations, prend la couleur la plus foncée, après quoi il devient la partie la moins transparente de la cellule et paraît d'une couleur foncée sur le positif pendant la réaction photographique. Quelquefois, quoique assez rarement, le nucléole (*nucleus*) se colore plus fortement que les autres parties de la cellule, c'est ce qui a lieu par exemple lorsque l'on colore les pièces macérées dans l'alcool par la teinture de cochenille et ensuite par l'asphalte ou la picrine en dissolution dans la térébenthine. L'altération de la diaphanéité des diverses parties de la cellule nerveuse et l'affinité inégale pour ces dernières de cette même coloration, liée avec cette propriété, donne le droit de supposer ici l'influence des processus pathologiques, qui peuvent avoir lieu dans l'une ou l'autre partie de la cellule, en se signalant par la diminution de leur diaphanéité normale, outre encore les autres effets.

Faisant attention au rapport du noyau avec le protoplasme du corps de la cellule qui l'entoure, si la dernière se serre tout à fait avec le noyau, on remarque souvent qu'entre le noyau et le protoplasma qui l'entoure, il paraît une singulière zone transparente ouverte, si la cellule qu'on examine s'explore en coupe de sa masse; quelquefois on aperçoit une zone plus claire, c'est quand la cellule examinée s'explore à travers sa surface extérieure (pl. VI, fig. 16 et 18 *q*; pl. VII, fig. 23 *p*). Nous nommerons la zone décrite zone ou cavité périnucléaire. Quand a masse de la cellule est découpée, j'ai eu l'occasion de voir, quand la coupe a lieu sur la surface extérieure du noyau, qu'un bout du noyau se renfermait dans la cavité périnucléaire, gravement exprimée, tandis que l'autre bout sortait librement hors des limites extérieures de la cellule.

J'ai observé la présence d'une cavité périnucléaire dans différentes cellules, non-seulement chez l'homme, mais aussi chez différents animaux. Chez les animaux, empoisonnés par la strychnine et le chloral hydraté, j'ai toujours remarqué les phénomènes suivants : la plupart des cellules nerveuses paraissent ici être privées de leur noyau, par suite de quoi on aperçoit au milieu de la cellule nerveuse une cavité ouverte, ronde ou ovale, d'une grandeur plus ou moins grande, surpassant par son volume le noyau disparu (pl. VII, fig. 21 *h*).

Dans d'autres cellules, nous remarquons dans les cas observés encore, de petites cavités répondant au noyau par leur volume (fig. 21, pl. VII, trois cellules, disposées en bas. Fig. 4, dans la pl. V. Comparez le dernier dessin à celui de la pl. V, fig. 5, où les noyaux se sont conservés). Enfin, j'ai rencontré dans quelques cas, les plus rares il est vrai, un certain agrandissement de la cavité périnucléaire en présence du noyau.

La cavité décrite, dénudée par la coupe de la masse de la cellule, ne se colore pas par la fuchsine, qui s'éloigne en tout cas par le lavage de la pièce dans l'eau distillée. Il faut dire la même chose sur la coloration par la cochenille avec l'acide sulfurique. La cavité imbibant ces colorations à travers la masse de la cellule, reçoit une coloration moins foncée que le corps lui-même. Je dois dire que, même à l'aide de ces colorations, le noyau prend la couleur la plus foncée (voy. pl. V, VI, f. 20; pl. VIII, f. 32).

Après avoir étudié l'influence de la coloration par la cochenille avec acide picrique, on saura déterminer la disparition du noyau. Pénétrant à travers la masse de la cellule, elle colore aussi le moins la cavité périnucléaire (fig. 18, pl. VI) ; mais agissant sur la cellule, dont la cavité est dénudée par la coupe, cette coloration y peut être facilement retenue, surtout quand le lavage de la pièce dans l'eau n'était pas suffisant. Ici, la présence de cette dernière se reconnaît par la conservation de la couleur jaune orange, comme elle se présente toujours elle-même dans tous les intervalles ou cavités parmi les divers éléments histologiques des tissus ; tandis qu'entrant dans ces derniers, elle leur donne toujours une coloration brune ou violette. Cette propriété de la coloration d'entrer facilement dans les cavités ouvertes, s'attachant à la glace, où la pièce est mise, et sa couleur jaune orange paraît due à ce que dans de pareils endroits ne passent pas du tout de rayons lumineux pendant la réaction photographique et s'expriment par conséquent par une couleur la plus foncée sur les figures positives. Voici la cause pour laquelle sur le dessin 9 de la pl. V, la cavité du noyau disparu est représentée pour contraste avec la fig. 4 de la pl. V et de la fig. 21 de la pl. VII, d'une couleur extraordinairement foncée, plus foncée même que le noyau dans les cellules qui ont conservé le dernier (fig. 10 de la pl. V), avec lequel elle a de la ressemblance sur les photographies, et dont elle ne se distingue que par sa grandeur. Sur la pièce originale de ce dessin (fig. 9, pl. V), la cavité, dont le noyau est disparu, se distingue d'une couleur jaune orange, montrant la présence de la coloration, qui lui a donné le faux aspect du noyau sur le dessin photographique.

La présence d'une zone périnucléaire ou cavité est, suivant mes observations, une apparition normale dans les cellules nerveuses; tandis que son extrême agrandissement dépend peut-être de la décongélation des cristaux, formés pendant la congélation; mais seulement en présence d'un grand amassement du contenu dans la cavité périnucléaire, cet amassement paraît-il indépendamment du noyau et du nucléole disparus, ou qu'il ne soit qu'un simple résultat de la disparition de ces derniers, ce qu'on rencontre le plus souvent.

Examinant le rapport du noyau de la cellule nerveuse avec la cavité périnucléaire, que j'ai trouvé, les observations suivantes me forcent à l'avouer, que les rapports volumineux entre le noyau et la cavité périnucléaire paraissent être très-alternatifs et qu'un pareil fait présente l'un des processus vitaux physico-chimiques, se liant probablement avec la fonction encore peu connue du système nerveux.

Dans l'alternance des rapports volumineux entre les parties dont nous venons de parler, peuvent se présenter les cas suivants : 1° la cavité périnucléaire peut être agrandie, tandis que le noyau retient son volume normal; 2° le noyau diminue de volume, et la cavité périnucléaire reste en état normal. En tout cas, la cavité périnucléaire se présente en forme d'une zone plus ou moins large autour du noyau, et pourtant tantôt d'une largeur égale dans toute la surface du noyau, tantôt elle est plus large d'un des côtés du dernier et plus étroite de l'autre; 3° la cavité périnucléaire peut être diminuée de volume en même temps que de noyau; 4° dans les alternations susdites de la cavité périnucléaire, le noyau peut s'y trouver ou en disparaître par l'action de différents processus pathologiques; ces différents cas sont représentés sur mes dessins. Quand le noyau disparaît, le contour de la cavité périnucléaire, d'uni qu'il était, devient rude, finement plissé, comme on le voit sur la fig. 9 de la pl. V.

Au profit de l'existence réelle de la cavité périnucléaire, comme cavité se conservant indépendamment de la présence du noyau, les observations suivantes sont surtout instructives :

Ayant dans la pièce donnée, faite par coupe sous forme d'une plaque de tissu congelé, de cellules nerveuses, coupées dans leur masse (ce qu'il arrive très-souvent de voir) à moi, comme aussi à mon collègue le médecin Kouznetzky, qui avait exploré le noyau sur mes pièces, il nous était facile, au moyen de pressions successives sur le verre recouvrant la pièce, tantôt suivant notre volonté de faire sortir le noyau de la cavité périnucléaire, tantôt de le pousser de nouveau dedans, si, à sa première sortie, il n'avait pas été poussé trop loin au delà du bord de la cavité périnucléaire. Le noyau, pendant ces manœuvres, montrait une certaine élasticité, il s'allongeait et se raccourcissait. Nous avons fait ces essais sur des cellules nerveuses des ganglions d'un chat, empoisonné par le chloroforme.

Les mêmes essais, qui peuvent facilement être répétés, montrèrent encore que ce ne sont pas les noyaux de toutes les cellules de la même partie qui ont des prolongements; ainsi, à côté d'une cellule dont le noyau a un prolongement, il se trouve une autre cellule privée de ce dernier. Il est clair que la préparation d'une pièce d'un tissu congelé est indispensable dans ces expériences, parce que les liquides durcissants, quoiqu'ils donnent la possibilité d'exécuter les coupes, ont l'inconvénient de diminuer le volume de toutes les parties de la cellule nerveuse et d'augmenter la liaison entre ces parties, d'où il suit que l'expérience elle-même devient difficile à produire. J'avais fait les observations décrites sur les pièces, sans employer aucune coloration, en ajoutant seulement une goutte d'eau ; et en les colorant par différentes colorations ; de ces colorations celle avec l'acide osmique m'a rendu bien des services.

La pièce peut être observée en vue sous la forme d'une coupe entière, ainsi sous celle d'une petite plaque dilacérée à l'aide d'aiguilles. J'ai déjà parlé de ma supposition sur l'existence d'un liquide quelconque dans la cavité périnucléaire, et probablement que sa diverse quantité a dans les processus pathologiques une grande influence sur l'agrandissement ou la diminution d'une cavité périnucléaire ; ces causes ont une action sur la plus ou moins grande facilité à faire sortir le noyau même pendant ces essais. Avec une très-forte congélation les cellules nerveuses se déchirent, et les ruptures sortent toujours de la cavité périnucléaire, sans doute à la suite de la cristallisation du liquide qui est renfermé dedans.

Th. Eimer (1) a décrit dans ces derniers temps la présence d'une zone claire près du nucléole (*kernkörperchen*) limitée en dehors par de petits grains, disposés l'un à côté de l'autre ; ils forment un cercle irrégulier qui, sous l'influence du chlorure d'or, se colore aussi comme les éléments nerveux. Il faisait ses observations sur les cellules épithéliales de la peau, du tissu conjonctif — névroglie, — dans les cellules ganglionnaires de la moelle épinière et dans les cellules sympathiques de la grenouille.

R. Arndt a dernièrement fait connaître l'opinion que le noyau dans les cellules nerveuses sympathiques est entouré

(1) *Zur Kenntniss vom Baue des Zellenkerns. Archiv für mikros. Anat.* M. Schultze. 1871, 141 — 144.

d'une substance claire, en forme d'un rond, en rappelant là-dessus les mêmes renseignements de Hensen (1).

Quelques cas donnent le droit de penser qu'un processus pathologique peut entièrement détruire le corps de la cellule, laissant aussi à nu ses noyaux (pl. VI, fig. 13 et 14).

Les cellules nerveuses se disposent tantôt en groupes distincts, formant des nids de substance grise, tantôt elles sont plus ou moins dispersées parmi les éléments de la substance blanche, tantôt encore, en se serrant ensemble, elles forment par leur corps des couches continuelles de substance grise, se distinguant vivement de la blanche. Ce ne sont que les noyaux des cellules qui s'expriment clairement dans les couches sus-nommées. (La couche des noyaux libres dans la partie périphérique du cerveau.)

Les cellules nerveuses et leurs prolongements s'entrelacent diversement dans plusieurs endroits avec les tubes primitifs de la substance blanche, d'où un tissu mixte, où l'une et l'autre substance ont ordinairement une direction opposée, reçoit la plus grande solidité, comme nous le voyons par exemple dans le pont de Varole, dans la moelle allongée et dans les ganglions centraux.

Il est indubitable que la diversité dans la structure des cellules nerveuses est liée à celle d'apparitions fonctionnelles dans le système nerveux. Nos observations nous ont fait voir la diversité des cellules nerveuses : 1° par la présence ou l'absence de leur enveloppe externe ; 2° par la présence ou l'absence de leur enveloppe propre ; 3° par l'existence des prolongements des corps et des prolongements des noyaux ou seulement des derniers ; 4° par le rapport du prolongement du noyau pour celui du corps ou pour quelques autres parties, entourant la cellule nerveuse ; 5° par le nombre des prolongements et le rapport de ces derniers pour la forme du noyau et du corps et par la ramification ; 6° par la présence ou l'absence des corps jaunes ; 7° par les

(1) *Archiv für mikros Anat.*, 1873, Band. 2 Heft.

rapports des cellules et par la forme de ces rapports pour d'autres cellules; 8° par le rapport des prolongements avec la substance blanche des organes centraux et des nerfs périphériques; et enfin 9° par la présence d'une substance particulière dans le contenu du corps, du noyau et des prolongements des cellules, donnant à ces dernières une couleur brune.

De l'enveloppe externe des cellules nerveuses et de la substance finement granuleuse du tissu nerveux. — Dans la plupart des régions des organes centraux se trouve la substance conjonctive ou névroglie conjointement avec les cellules nerveuses.

Entourées dans quelques parties d'organes centraux de la névroglie, les cellules nerveuses reçoivent de cette dernière leur enveloppe externe passant même sur les prolongements des cellules; tandis que dans d'autres régions la substance conjonctive, en formant un tissu spongieux pour la distribution des cellules nerveuses, ne sert d'enveloppe externe que pour quelques-uns de ces prolongements.

Valentin, Kölliker et plus tard Eberth, en décrivant la structure de l'enveloppe externe des cellules nerveuses dans les ganglions, ont indiqué avec raison que le tissu formant cette enveloppe, se compose de cellules épithéliales, et que ce n'est qu'au premier coup d'œil qu'elle se présente comme composée d'une substance homogène aux noyaux.

Kölliker la rapporte à ce genre d'enveloppes qui forment aussi les capillaires. Suivant mes observations, la névroglie, les enveloppes externes des cellules nerveuses, ainsi que le périnèvre, tout cela c'est un seul et même tissu épithélial, dont les noyaux ont des prolongements communiquant entre eux. Mais les cellules épithéliales de cette enveloppe ont un contour polygonal et ne sont pas telles que Kölliker les représente (fig. 178, dans ses *Études sur les tissus*, cinquième édition).

O. Fraentzel (1), décrivant la structure des ganglions sym-

(1) *Beitrag zur Kenntniss von der Structur der spinalen und sympatischen ganglienzellen. Virchow's, Archiv*. Band. 38 Heft. 4. 1867.

pathiques et celle des ganglions des racines postérieures, dit qu'outre l'enveloppe externe, formant la capsule pour les cellules nerveuses et formée du même tissu que le périnèvre, la surface interne de la capsule est couverte d'un épithélium plat, *Plattenepithel*. R. Wagner, Robin et Koutchin (1) parlent dans le même sens. Fraentzel base ses observations sur les pièces faites avec du tissu congelé et colorées d'argent. Il me paraît que les observateurs que je viens de nommer ont pris ici la névroglie elle-même pour des cellules épithéliales. Th. Engelmann (2), ainsi que H. Hoyer (3), professeur de l'université de Varsovie, disent tout droit que *Bindegewebskörperchen*, capsules du corps de Patchini, ne sont autre chose que les noyaux des cellules épithéliales, qui se trouvent en dedans de la capsule et au dehors de cette dernière, en formant sa surface externe.

Ainsi nous avons déjà l'indication de quelques observateurs que le tissu dit conjonctif dans les organes centraux du système nerveux, ainsi que dans les tiges nerveuses et à la terminaison des nerfs, est en réalité un tissu épithélial.

La partie pariétale des tubes primitifs dans la substance blanche et leur enveloppe externe, ainsi que l'enveloppe externe des cellules nerveuses, revêtent souvent l'aspect d'une masse finement granuleuse, non-seulement sous l'influence des colorations et des réactifs, mais de différents processus pathologiques, qui surviennent souvent dans ce tissu. La présence d'une substance finement granuleuse parmi les éléments figurés du tissu nerveux, ce dont témoignent presque tous les observateurs, dépend des altérations susdites de la névroglie.

L'exploration comparative du tissu nerveux, pris sur des animaux sains et sur des animaux malades, ainsi que l'explo-

(1) Медицинскій Вѣстникъ (*Journal de médecine*).

(2) *Zur Lehre von den Nervenendigung im Muskel. Schmidt's Jahrbücher*, n° 5, 1865.

(3) *Ein Beitrag zur Histologie der Pacinische Körperchen*. In *Schmidt's Jahrbücher*, n° 1, 1865.

ration du tissu frais avec celui qui subit l'influence des colorations et des réactifs, nous prouvent assez ce qui est dit. L'autre source de l'apparition de la substance finement granuleuse est ce liquide, qui remplit pendant la vie les éléments histologiques de tous les tissus de notre corps. Certains expérimentateurs, séduits par l'idée de la construction du schéma anatomique à organes centraux du système nerveux, suivant les essais physiologiques, donnent à la substance finement granuleuse une si grande importance, qu'examinant cette substance comme proprement nerveuse, ils lient avec elle-même les idées physiologiques sur les lieux d'effets nerveux et de leur passage (1). Kölliker, ne niant pas en général la présence de la substance finement granuleuse dans les organes centraux, dit pourtant que cette dernière se rencontre sans doute en quantité fort insignifiante à l'état normal.

La masse moléculaire de la substance grise du cerveau se compose d'après M. Schultze de filaments les plus fins. Ehrenberg, Henle et Boll la regardent comme masse fine granuleuse ; R. Wagner, Stephany, Arndt et Rindfleisch la prennent pour un propre tissu nerveux, Henle et Merkol montrent encore la présence des cellules émigrantes (Wanderzellen), comme pouvant se transformer en cellules du tissu conjonctif, ainsi qu'en cellules nerveuses.

Du corps de la cellule et de son enveloppe propre. — La masse protoplasmatique du corps de quelques cellules n'est pas limitée par l'enveloppe (les cellules des circonvolutions et les cellules de la substance gélatineuse des cornes postérieures); pour quelques-unes des cellules la présence des enveloppes n'est pas encore démontrée, et il y a enfin beaucoup de cellules pour-

(1) *Explorations sur la moelle épinière et sur le cerveau des grenouilles et de quelques animaux supérieurs*, professeur Danilewsky, *Journal militaire de médecine*. 1869. Изслѣдованіе надъ головнымъ и спиннымъ мозгомъ лягушекъ, и частью высшихъ животныхъ. (Проф. Данилевскій, Военно-медицинскій журналъ, 1869.)

vues encore, outre l'enveloppe externe, d'une enveloppe propre; ici se rapportent, par exemple, les cellules des cornes antérieures et une partie des cellules des cornes postérieures de la moelle épinière, de la moelle allongée, du pont de Varole et des ganglions des nerfs spinaux.

L'enveloppe propre des cellules a les mêmes propriétés que celle des cylindres-axes, où l'on aperçoit de petits noyaux ovales. Comme les différentes propriétés du protoplasma de la cellule sont très-variables, et qu'elles masquent facilement la présence de l'enveloppe propre, on peut juger de la présence de cette dernière d'après les propriétés des prolongements de corps, qui, comme cylindres-axes, sont tubes, ayant une partie pariétale et une cavité.

Comme sur les pièces préparées après la macération dans l'acide chromique, les cellules nerveuses se séparent de la névroglie, formant pour ces dernières des capsules distincte dans plusieurs endroits, et qu'entre les cellules et l'enveloppe antérieure de la névroglie paraît une cavité (pl. VI, fig. 19; pl. VII, fig. 29); la névroglie ne peut être prise en ce cas pour l'enveloppe propre des cellules, parce que ses noyaux ont un plus grand volume que ceux des cellules. Employant la coloration d'aniline, les noyaux de l'enveloppe propre des cellules se voient surtout clairement quand on les observe au-dessus des corps jaunes.

En explorant la cellule sur des coupes, on peut voir qu'elle se colore plus vivement dans les limites de son enveloppe propre. Les noyaux de la dernière se disposent suivant une direction longitudinale vers le corps de la cellule, donnant quelquefois à la dernière un aspect strié longitudinalement.

Polaillon dit que l'enveloppe propre dans les cellules des ganglions des racines postérieures se voit surtout clairement sous l'influence du suc gastrique.

En dilacérant soigneusement la pièce par les aiguilles, on observe quelquefois une telle désorganisation des cellules nerveuses, que leur enveloppe propre se présente sous forme de morceaux transparents, qui se distinguent visiblement du contenu de la cellule nerveuse.

Le protoplasma de la cellule ne se teint pas après la coloration par la fuchsine également dans toutes ses parties, mais parmi ses grains colorés il y a des intervalles non colorés. Si la cellule est colorée par la fuchsine et ensuite par l'acide picrique, le protoplasma de la cellule reçoit une coloration bigarrée; l'une de ses parties reçoit une couleur rose de fuchsine et l'autre une couleur jaune de picrine. Cela montre la présence de deux substances différentes dans le protoplasma de la cellule. E. Fleishl, en explorant les cellules nerveuses sous l'influence de l'acide borique, fit savoir que le corps de la cellule (du ganglion de Gasser d'une grenouille) est composé d'une substance molle, qui se décompose en masse granuleuse (*globulare substanz*) dans les grains de laquelle il y a une autre substance qui réfracte la lumière d'une autre manière (*interglobulare substanz*) (1).

J'ai déjà parlé d'une opinion semblable, exprimée depuis longtemps par Kölliker.

R. Arndt (*loc. cit.*) décrit une structure bien compliquée dans le protoplasme d'une cellule nerveuse sympathique : des corpuscules de diverses grandeurs munis ou non munis de prolongements, formant un filet et des grands corps ovales, où l'on distingue les corpuscules.

Il est certain que Stannius, Wagner, Deiters et plusieurs autres nient la présence d'une enveloppe propre dans les cellules nerveuses; dans ces derniers temps Kölliker s'est rattaché à cette opinion, qui se rapproche le plus de l'idée de la nouvelle étude de M. Schultze sur la structure des cellules nerveuses. Bidder, Stilling, Ovsiannikoff, Mauthner acceptent la présence des enveloppes; Robin les nie dans les cellules nerveuses, des parties centrales du système nerveux, tandis qu'il les accepte dans les cellules nerveuses des ganglions. Deiters, quoiqu'il

(1) *Ueber die Wirkung von Borsäure an friche Ganglienzellen.* Refer in *Centralblatt. f. Med. Wiss.*, 1871, n° 52.

adopte l'opinion de Mauthner, que la cellule nerveuse conserve son aspect après la pression, après quoi il s'en sépare une partie de son contenu, dit cependant que le dernier fait peut, suivant son opinion, dépendre d'une inégale coagulation du protoplasma, ou qu'on pourrait prendre pour cela une couche du tissu conjonctif, se collant à la cellule nerveuse. Deiters considère comme des idées fausses les indications de Mauthner, qui dit qu'il a remarqué la même chose en coupant la cellule. Plusieurs observateurs (Robin, R. Wagner, Leydig, Axmann, J. Arnold et d'autres) regardant la cellule, quoiqu'ils n'y aient pas reconnu la présence d'une enveloppe propre et même n'aient pas rapporté la cellule nerveuse aux éléments cellulaires, dans le sens exact de ce mot, je ne crois pas cependant qu'en acceptant la cellule nerveuse seulement comme un élargissement des parois du tube nerveux, contenant un noyau, ils aient voulu expliquer quelque autre idée. Quoique quelques histologistes (Bruch, Volkmann, E. Häckel) aient pris la cellule nerveuse pour un élargissement d'un tube nerveux, ils acceptent cependant encore la présence d'une enveloppe distincte.

Des prolongements des corps et des noyaux. — (Prolongements des noyaux : VI, fig. 11 *k*, fig. 13 et 14 *p*, 20 *m* et *m'* ; VII, fig. 26, 27, 28 ; VIII, fig. 31 *z*, 32 *c*, 40. Prolongements de corps : V, fig. 6, 8 ; VI, fig. 12, 16 et 18 ; VII, fig. 22, 24, 25 ; VIII, fig. 36, 41). La question de l'existence des prolongements, leur différence, leur relation mutuelle et leur relation avec les autres éléments du tissu nerveux, tout cela se lie intimement avec l'idée physiologique sur les lieux du passage des effets nerveux. Remak, le premier, reconnut l'existence des prolongements sur les cellules nerveuses des animaux vertébrés (1837) et ensuite Helmholz chez les invertébrés (1842).

On sait que, depuis les observations d'Ovsiannikoff et de Jakoubowitch, les cellules nerveuses étudiées au point de vue du nombre des prolongements (en comptant seulement les prolongements des corps) se divisent en cellules apolaires, cellules monopolaires, cellules bipolaires et cellules multipolaires. Pour moi, d'après mes nombreuses explorations, il n'existe pas de doute qu'il y a deux espèces principales de prolongements, dont les uns, que je nommerai *prolongements de corps*, forment un prolongement du corps de la cellule, et les autres, *prolongements du noyau*, parce qu'ils sortent du noyau. Tandis que les derniers prolongements sont toujours les prolongements les plus fins, les premiers, au contraire, ayant une masse différente, forment en général un système de prolongements plus gros. Will, Harless, Axmann, Lieberkühn, G. Wagner, Stilling, Ovsiannikoff, Mauthner et Kölliker ont signalé déjà le rapport du prolongement avec le noyau et avec le nucléole, sans accepter l'existence des deux sortes de prolongements dans les cellules nerveuses. Sur les rapports les plus délicats des prolongements avec le noyau et le nucléole, nous devons surtout des renseignements à Beale, Arnoldt, Meynert, Frommann, Jolly et Courvoisier.

Le volume des prolongements de corps se trouve en corrélation avec celui de la cellule, et le nombre des prolongements du corps avec la forme de la cellule. Plus le nombre des prolongements est grand, et leur diamètre varié, plus la cellule a une forme irrégulière, anguleuse et d'autant plus elle s'éloigne de la forme ronde. Si la cellule n'a que deux prolongements, sortant de deux côtés opposés, elle devient fusiforme, à cause d'un amincissement graduel de son corps en se transformant en prolongements. Si la cellule a deux prolongements et qu'ils sortent tous deux par la même extrémité de la cellule, ce n'est que la partie de la cellule privée de prolongements qui conserve la forme arrondie. Trois prolongements, sortant des extrémités opposées de la cellule, lui donnent une forme triangulaire ou pyramidale. Le commencement du prolongement de corps est une suite continuelle du corps de la cellule s'amincissant peu à peu. De tels prolongements, lorsqu'ils sont dénudés, se voient toujours facilement, d'autant plus qu'ils vont tout de suite dès leur commencement dans une direction plus ou moins rectiligne, se ramifiant hors les limites de la cellule. Au contraire, les prolongements des cellules dans les ganglions des racines postérieures, entourés de suite par la myéline, ne présentent pas un tel amincissement successif du corps de la cellule; leur diamètre se distingue grandement du corps de la cellule arrondie, qui, ayant un seul prolongement, reçoit en ce cas une forme pointillée. Ces prolongements des cellules dans les ganglions s'observent beaucoup plus difficilement, d'autant plus que, sortant de la cellule, ils entourent ordinairement la dernière en forme de mailles, en décrivant quelques sinuosités autour d'elle et en s'approchant beaucoup l'un de l'autre. La myéline, en s'ajoutant à l'origine d'un tel prolongement des cellules ganglionnaires, le masque aussi sensiblement. J'ai eu l'occasion de remarquer que, dans les endroits où le prolongement du corps ne présente pas un amincissement continuel du corps de la cellule, il pénètre à l'intérieur de la dernière, atteignant son noyau, et paraît par conséquent comme un prolongement du noyau.

Le plus grand nombre des prolongements que j'ai vu, c'est huit. Quoique le nombre des prolongements de corps dans les cellules nerveuses établisse une grande différence entre elles, il faut encore tenir compte des diverses manières dont naissent les prolongements de corps. Ainsi, sur certaines cellules, chacun de ces prolongements de corps a son prolongement isolé, se présentant comme une suite continuelle du corps de la cellule; chez les autres, au contraire, deux ou trois prolongements ont à leur commencement une tige commune plus ou moins courte. Deiters a raison d'appeler l'attention sur de telles cellules, qui, quoique par le mode d'origine de leurs prolongements à deux racines, doivent être rapportées à des bipolaires; par le nombre des ramifications qui se montrent après leur sortie de leur racine commune, elles peuvent être rapportées à des multipolaires.

Il fait cette remarque pour renverser l'opinion de Jakoubowitch sur l'existence des cellules bipolaires. Quant à mes observations sur les cellules bipolaires, je suis d'accord avec l'opinion de Jakoubowitch sur l'existence de ces cellules; par exemple, dans la moelle épinière, où par un de leurs prolongements, ils forment les faisceaux d'une commissure antérieure.

La question de l'existence des cellules sans prolongements, cellules apolaires, est résolue aujourd'hui négativement par tous les histologistes. Le doute sur la présence des prolongements pourrait avoir lieu seulement dans les ganglions des racines postérieures et des nerfs sympathiques où, comme je l'ai remarqué, les prolongements se masquent déjà très-facilement par leur position relative, ainsi que par la présence de la myéline et par la position serrée des cellules, surtout dans la partie périphérique des ganglions. Kölliker pense que les cellules apolaires sont l'attribut du développement des cellules, précédant l'apparition des cellules avec des prolongements.

R. Arndt, en examinant les divers aspects des cellules nerveuses sympathiques, dit qu'elles présentent un rang (zellenlager) de dérivés, s'approchant plus ou moins d'une complète organisation. Les cellules nerveuses avec plusieurs prolongements présentent une organisation complète. Toutes les cellules apolaires présentent une évolution anormale, si elles sont grandes, et une évolution incomplète, si elles sont petites.

Quoiqu'un grand nombre de cellules nerveuses soient pourvues de deux espèces de prolongements, il y a de telles cellules qui sont privées de prolongements de corps, et qui n'ont que des prolongements de noyaux, par exemple, des cellules de la substance gélatineuse des cornes postérieures. Cette substance grise se forme des corps des cellules, comme confondues l'une avec l'autre, se distinguant par leur transparence, donnant un aspect caractéristique à la substance gélatineuse. Tandis que quelques-uns des prolongements du corps, en sortant de la cellule ou dans leur passage suivant, se ramifient comme les vaisseaux sanguins; nous ne pouvons pas observer dans les autres ces ramifications relativement à une assez grande distance. Quelques-uns des prolongements n'ont point de ramifications. On peut souvent remarquer dans les endroits des ramifications du prolongement un élargissement pyramidal, donnant naissance au prolongement latéral, comme l'a justement montré Deiters.

Deiters, ne différenciant pas les prolongements de corps des prolongements du noyau, et niant injustement les derniers, accepte deux systèmes de prolongements de corps, sortant du corps (mais cependant pas sur toutes les cellules, appliquant jusqu'à présent ses observations à la moelle épinière, à la moelle allongée, au cervelet et au pont de Varole); il a nommé les premiers prolongements ramifiés — prolongements protoplasmatiques (*Protoplasmafortsätze*) et les autres, au contraire, prolongements non ramifiés, — axiscylindriques (*Axencylinder-fortsätze*). Deiters faisait ses observations en employant l'acide chromique (1/20—1/30 gr. pour ℥'; d'eau) ou le bichromate de potasse (1/2—2 gr. pour ℥'; d'eau). Le prolongement axis-cylindrique qu'on ne trouve, suivant son opinion, qu'unique dans chaque cellule, se distingue par des contours lisses et par un certain amincissement à son origine. Le prolongement est entouré dans sa longueur par la myéline. Les prolongements protoplasmatiques ont toutes les propriétés du corps de la cellule : l'état granuleux de cette dernière, sa coloration, sa mollesse et la délicatesse de sa consistance. Des plus gros prolongements protoplasmatiques partent, suivant l'opinion de Deiters, des prolongements très-fins, mais ayant toujours toutes les propriétés des prolongements axiscylindriques. Deiters fondait son opinion sur ses observations personnelles, ainsi que sur celles de Remak, qui dit que la cellule nerveuse dans les cornes antérieures de la moelle épinière ne se lie par aucun prolongement qu'avec l'un des filaments de la racine antérieure, et que ce prolongement diffère des autres par ses qualités chimiques et physiques. M. Schültze, confirmant par ses propres observations l'opinion de Deiters, fait remarquer que R. Wagner, Meisner et Billroth ont parlé sur ce sujet dès 1851.

Les prolongements ramifiés et les prolongements non ramifiés (nom proposé par M. Schültze) d'après Deiters, se voient mieux dans les cornes antérieures de la moelle épinière. Kogewnikoff, en partageant l'opinion de Deiters, l'affirme encore par ses observations sur le cervelet et le cerveau (1).

H. Hadlich (2), décrivant la structure du cervelet de l'homme et comparant les prolongements protoplasmatiques avec les axiscylindriques, n'y trouva pas cette différence dont a parlé Deiters. Ainsi, il nie aussi l'existence de l'autre système des cylindres-axes, sortant des prolongements protoplasmatiques.

En parlant des prolongements de corps ramifiés et des prolongements non ramifiés, nos observations nous donnent le droit de poser les conclusions suivantes :

1° Les cellules nerveuses ont tantôt seulement des prolongements non ramifiés, tantôt des prolongements ramifiés et des prolongements non ramifiés ; on voit les premiers par exemple dans *formatio reticularis* de la moelle épinière et de la moelle allongée, dans le pont de Varole ; les derniers se voient dans les ganglions, dans quelques cellules de la moelle épinière, servant à former la commissure antérieure ; dans les grandes cellules des cornes antérieures ;

2° Les prolongements non ramifiés ne peuvent pas être nommés prolongements axiscylindriques, parce qu'ils paraissent positivement non-seulement comme cylindres-axes, mais aussi pour la conjonction des cellules entre elles, comme nous le verrons plus loin ;

3° Les prolongements ramifiés, de même que les prolongements non ramifiés, paraissent sûrement comme des cylindres-axes de la substance blanche des organes centraux, ainsi que pour une corrélation mutuelle avec d'autres cellules nerveuses ;

4° L'inévitable présence dans la cellule nerveuse d'un prolongement de corps non ramifié parmi les autres prolongements

(1) *Archiv f. mikros. Anatomie.* 1869, V Band. 3 Heft.

(2) *Archiv f. mikros. Anatomie,* 1870. W. Unters. über die Rinde des Kleinhirns des Menschen.

qui sont ramifiés — n'est jamais un signe commun même dans les endroits montrés par Deiters ;

5° Les prolongements de corps ramifiés et les prolongements non ramifiés des corps des cellules nerveuses ne présentent pas eux-mêmes de différence de structure ;

6° Je n'ai jamais vu le second système des prolongement axis-cylindriques de Deiters.

D'après M. Schültze, les prolongements ramifiés, ainsi que les prolongements non ramifiés, sont fibrillaires. Dans les prolongements ramifiés ou protoplasmatiques, il y a plus de masse granuleuse parmi les filaments que dans les axiscylindriques. E. Klein, dans son article « *Beiträge zür Kenntniss der Nerven des Froschlarvenschwanzes* (1), parle aussi de la structure fibrillaire des cylindres-axes.

D'après Stieda (2), qui prend la cellule nerveuse pour le *protoplast*, le prolongement du corps de la cellule paraît toujours comme cylindre-axe du filament nerveux ; il déclare n'avoir jamais vu cette division en prolongements protoplasmatiques et prolongements axiscylindriques, comme l'affirment Deiters, M. Schültze et Kogewnikoff. Faisant attention à la différence entre les prolongements de corps, il faut remarquer que, dans le cas où le prolongement paraît comme cylindre-axe, cette différence ne dépend pas de son autre structure, toujours la même dans tous les prolongements de corps, mais de la jonction de la myéline avec certains prolongements, d'où il suit que ces derniers paraissent comme cylindres-axes. Ce n'est qu'ainsi que le prolongement de corps reçoit un aspect à part, et il n'y a pas d'autre différence entre les prolongements. Quand on examine les prolongements d'une cellule nerveuse, ayant en vue le rapport de quelques-uns d'entre eux pour le corps de la cellule et le rapport des autres pour le noyau, fait nié à tort par Deiters, auquel il ne liait pas la différence dans

(1) *Centralblatt f. die medic. Wiss.*, 1870, n° 1.

(2) *Studien über das centrale Nervensystem der Wirbelthiere*, 1870.

les prolongements, acceptant seulement l'existence des prolongements de corps; alors la différence entre les prolongements d'une cellule nerveuse reçoit véritablement plus de diversité, non-seulement d'après la grosseur des prolongements, mais aussi d'après leur ramification. Il ne m'est pas arrivé de voir une seule fois des ramifications dans un prolongement de noyau. Que ce n'était point un prolongement de noyau que Deiters prit pour un prolongement non ramifié, cela se prouve par la grosseur du prolongement non ramifié ou axiscylindrique qu'il décrit. J'ai trouvé nécessaire de faire cette remarque, parce qu'après ma déposition sur l'existence des prolongements de corps et des prolongements de noyau, quelques personnes croyaient y voir une affirmation de l'opinion de Deiters sur l'existence des prolongements protoplasmatiques et des prolongements axiscylindriques.

Quant à la structure la plus fine des prolongements de corps, ils ont, d'après mes observations, les mêmes propriétés que les cylindres-axes des tubes primitifs de la substance blanche, c'est-à-dire qu'ils paraissent comme des tubes, ayant la cavité limitée par la partie pariétale, qui est une suite continuelle de l'enveloppe propre des cellules nerveuses.

Les cellules nerveuses, privées de leur enveloppe propre, ont seulement des prolongements de noyau; par exemple, les cellules de la substance gélatineuse des cornes postérieures de la moelle épinière. D'après les modes d'exploration les plus divers, je me suis positivement assuré qu'on se trompe sur la structure fibrillaire des cylindres-axes, ainsi que des cellules nerveuses, dont je parlerai encore plus loin.

Les prolongements de noyau sont au nombre de 1-4 qui déterminent la forme du noyau; j'ai une pièce d'un ganglion de l'homme, où le noyau a quatre prolongements. (La pl. VIII, fig. 40, présente deux prolongements de noyau; le troisième et le quatrième ne pouvaient pas être représentés sur le dessin, parce qu'ils se trouvaient sur un autre plan.) Quoique je n'aie pas encore vu les ramifications sur les prolongements de noyau, je ne puis cependant pas parler avec résolution de leur absence.

Il est remarquable que quelquefois un prolongement, invisible pour l'œil armé dans la masse de la cellule, devient nettement visible sur le dessin après la photographie de la pièce. Quelquefois le prolongement de noyau, en se pliant dans sa position dans la cellule nerveuse, répond à la courbure ou à la forme de la dernière, comme on le voit sur la fig. 27 de la pl. VII. En étudiant le rapport d'un prolongement de noyau avec un noyau, nous voyons que le prolongement du noyau paraît comme un amincissement graduel du noyau lui-même. Quelquefois le prolongement du noyau se différencie nettement de ce dernier au commencement par son diamètre, entre comme en dedans du dernier, peut-être même dans le nucléole; mais je n'ai point d'observations là-dessus. Kölliker a vu deux fois dans le ganglion de Gasser d'un veau un prolongement sortant du côté du nucléole (*nucleolus*).

Lieberkuhn (1849) décrit cinq espèces de rapports du cylindre-axe avec le nucléole. Le cylindre-axe peut se terminer dans le nucléole de la cellule ou pénétrer dans le nucléole et sortir par le bout opposé à son entrée; quand il existe deux noyaux, le cylindre-axe les pénètre tous deux. Le cylindre-axe, en entrant quelquefois par un bout de la cellule, se termine dans le nucléole, tandis que, par l'autre bout de la première, il entre dans le noyau un tube nerveux complet. Enfin, d'un côté, il entre dans le nucléole un cylindre-axe, et de l'autre un filament nerveux pourvu d'une enveloppe, dont le cylindre-axe atteint jusqu'au nucléole.

J. Arnold regarde le rapport du cylindre-axe pour le noyau comme un effet général, tandis que quand il trouve deux noyaux dans la cellule, alors le cylindre-axe se divise en rameaux, allant vers l'un et l'autre noyau. D'après Stilling, le rapport du cylindre-axe avec le noyau se fait à l'aide de ces tubes fins, qu'il voit dans la cellule nerveuse et dans les tubes nerveux. R. Wagner nie la liaison du cylindre-axe avec le noyau.

E. Fleishl dit que les cellules nerveuses dans le ganglion de Gasser d'une grenouille n'ont pas d'enveloppe propre; mais de leur noyau, ayant une diverse forme, vont dans l'intérieur de la cellule des prolongements ayant un rapport avec la substance de la cellule. C'est aussi lui qui conteste la structure fibrillaire du corps de la cellule.

Par la dilacération au moyen des aiguilles d'un morceau de la substance grise, les prolongements des cellules nerveuses se déchirent facilement, grâce à leur consistance si molle; et pendant la préparation des pièces, la plupart des dernières se découpent. On voit d'ici la nécessité d'une quantité énorme de pièces, faites suivant des procédés variés pour avoir la cellule nerveuse avec un grand nombre de ses prolongements de corps, sans parler des prolongements du noyau.

J'ai déjà remarqué pendant la description du cylindre-axe que le prolongement du noyau, au lieu de sortir librement hors des limites de la cellule, entre quelquefois à l'intérieur de son prolongement de corps, et ce dernier reçoit de là des propriétés distinctes, prenant le faux aspect du tube primitif de la substance blanche, contenant le cylindre-axe. Quoique le fait d'existence des prolongements de noyau n'appartienne pas aux faits acquis dans les derniers jours de la science, son affirmation cependant est niée par plusieurs autorités. La plus fine structure des prolongements de noyau, leur rapport avec les autres éléments du tissu nerveux exigent encore les explorations suivantes.

Corps jaunes des cellules nerveuses. — (Pl. V, fig. 68; pl. VI, fig. 13, 14.) Outre le noyau et le nucléole, les cellules nerveuses, excepté celles qui se trouvent dans les circonvolutions des hémisphères et du cervelet, ainsi que dans la substance gélatineuse des cornes postérieures, contiennent encore des corps ovalaires ou ronds, que j'ai nommés *corps jaunes* ou *noyaux jaunes* (*corpuscula lutea*). Ces corps, dont la présence à cause de leur couleur jaune est très-remarquable chez les animaux adultes, ont une relation étroite avec une pigmentation connue des cellules nerveuses ou leur chromatose.

Peut-être cependant que l'existence des corps jaunes n'est remarquable que chez les animaux adultes, tandis que chez les jeunes elle se masque par leurs autres qualités, par leur incolorabilité par exemple. De tous les observateurs, Kölliker seul a remarqué que les grains pigmentés des cellules nerveuses ont quelquefois l'aspect d'une cellule pigmentée brune ou noire.

Les noyaux jaunes se voient surtout clairement sur les pièces non colorées ou colorées avec l'aniline; dans le dernier cas, la couleur des corps jaunes se distingue facilement des autres parties de la cellule, recevant une coloration d'un rouge rosé. Sur les pièces conservées dans l'acide chromique, où toutes les parties de la cellule prennent la couleur jaune de l'acide chromique, ils ne peuvent pas être remarqués dans leur aspect primitif et deviennent visibles dans leur métamorphose, quand ils prennent la couleur brune ou noire.

Les observations suivantes aident à éclaircir le processus de la chromatose des cellules nerveuses. Dans quelques-unes des cellules du même groupe, les corps jaunes se rencontrent sous leur aspect entier, avec des contours tranchés, avec un contenu homogène et d'une couleur d'un jaune clair. Conservant leur forme ou leurs contours extérieurs dans les autres cellules, ils ont sur certains de ses bouts une accumulation de grains pigmentés, d'une couleur plus ou moins brune. Plus loin, on rencontre des cellules nerveuses, où les corps jaunes paraissent déjà remplis de grains bruns pigmentés, conservant toujours l'aspect entier des corps jaunes. Dans certaines cellules, ces corps commencent à perdre leur forme entière, leurs contours disparaissent, et alors se montre dans la cellule nerveuse une pigmentation sous forme d'une accumulation irrégulière des grains pigmentés. Enfin l'accumulation excessive de la pigmentation détruit la forme de toute la cellule nerveuse, et à sa place apparaît une plus ou moins petite masse irrégulière de grains pigmentés. Ainsi, la pigmentation des cellules nerveuses, comme plusieurs l'ont observé, paraît avant tout dans les corps jaunes et est précédée de la destruction de ces derniers. Plusieurs processus pathologiques, celui du typhus par exemple, comme l'a justement fait remarquer Virchow, sont accompagnés d'une pigmentation excessive des cellules nerveuses, qui paraît, par exemple, dans les ganglions des racines des nerfs spinaux (pl. VI, fig. 13, 14). On sait que Virchow rapporta la pigmentation aux moments de régression de la cellule nerveuse. J'ai souvent observé la pigmentation excessive des cellules nerveuses dans les ganglions des racines postérieures du cheval. Les grains pigmentés entrent quelquefois profondément dans les prolongements des corps des cellules nerveuses.

En pressant la cellule nerveuse, on pourra aussi voir le mouvement des grains pigmentés, ainsi que l'a montré aussi Deiters. Pour compléter la description des corps jaunes, comme faisant partie de la composition normale des cellules nerveuses, j'ajouterai encore que j'ai eu l'occasion d'observer quelquefois un rapport du prolongement de la cellule avec le corps jaune, ou noyau jaune, qui donnait droit de supposer l'existence des prolongements des corps jaunes. J'ai eu l'occasion de le voir sur les pièces de la moelle épinière de l'homme et du cheval, faites par coupe qui, pénétrant la masse de la cellule nerveuse des cornes antérieures, dénude le corps jaune; ce dernier, en se rétrécissant progressivement, se transforme en un large prolongement, différant d'autres prolongements de la cellule par la couleur d'un corps jaune. Sur les pièces colorées, le corps coloré de la cellule et les prolongements de corps se distinguaient grandement du corps jaune et de son prolongement supposé, qui ont retenu leur couleur jaune.

Quelques endroits du système nerveux se distinguent par la présence constante de cellules brunes d'un aspect singulier (*substantia nigra*). Ces cellules ont toujours une couleur uniformément brune dans toute leur étendue avec leurs prolongements de corps (pl. VIII, fig. 37). Rarement on y remarque la présence d'un noyau (*nucleus*), ayant une couleur plus foncée que le corps même de la cellule.

Étudions à présent le rapport mutuel des cellules nerveuses, ainsi que leur rapport pour la substance blanche des organes centraux et pour les nerfs périphériques.

Des rapports mutuels des cellules nerveuses. — Le rapport mutuel des cellules nerveuses s'exprime tantôt par la liaison immédiate de leurs corps qui se touchent, tantôt par la communication au moyen de leurs prolongements de corps ou prolongements de noyau. Il est certain que la conjonction des cellules appartient aux faits qui sont niés par les uns (Kölliker, M. Schultze, Deiters, Fromann, etc.) et acceptés par d'autres pour un fait existant toujours et même très-répandu dans les organes centraux [Gratiolet (1), Mauthner, Lenhossek (2), Jacoubowitch (*loc. cit.*), Owsiannikoff (*loc. cit.*), Luys (3), Van der Kolk (4), Meynert (5), L. Besser (6)].

Mes nombreuses observations me forcent de me joindre à l'opinion des observateurs qui regardent la conjonction des cellules nerveuses comme un fait incontestable.

En pénétrant en général dans les conditions des recherches sur la conjonction des cellules nerveuses par leurs prolongements, nous voyons que si l'exploration à l'aide de la dilacération du tissu par les aiguilles est suivie d'une rupture de ces rapports, et que si, pendant l'exploration en coupes, plusieurs prolongements des cellules sont coupés, il s'ensuit que le fait

(1) *Anatomie comparée du système nerveux*, par Leuret et Gratiolet, 1839-1857.

(2) Lenhossek, *Neue Untersuchungen über den feineren Bau des centralen Nervensystems des Menschen*, 1858.

(3) Luys, *Recherches sur le système nerveux cérébro-spinal*, 1865.

(4) Van der Kolk, *Bau und Functionen der Medulla spinalis und ablongata*, 1859.

(5) *Vierteljahreschrift für Psychiatrie* 1867 und 1868, dans le chapitre *Der Bau des grosshirnrinde und seine örtliche Verschiedenheiten* etc.

(6) *Eine Anastomose zwischen centr. Ganglienzellen. Virchow's Archiv*, 36 Band. 4. Heft. 1866.

de la conjonction mutuelle des cellules nerveuses reste, dans un certain nombre de cas, indécouvert en raison même des manœuvres nécessitées pour préparer les pièces.

Comme l'union mutuelle des cellules nerveuses ne paraît que quand les prolongements liés se trouvent sur une même surface et sur la surface de la coupe, on voit d'ici que le fait de la conjonction des cellules doit, malgré son existence, être borné dans les recherches à un certain nombre de cas favorables, nombre peu considérable.

Aux conditions limitant le nombre trouvé des cas de jonction des cellules se rapporte la disposition plus ou moins serrée des cellules nerveuses sur une étendue plus ou moins bornée, qui masque mutuellement ces dernières ou un plus ou moins grand espace entre les cellules conjointes. Tandis que dans ce dernier cas la probabilité de trouver les prolongements des cellules nerveuses, sur un même plan, diminue proportionnellement à l'agrandissement de la distance entre les cellules anastomosées, dans le premier cas on peut prendre pour liaison des cellules même les cas où les prolongements de ces dernières se masquent réciproquement, ainsi lorsque les corps des cellules sont contigus l'un à l'autre.

On voit d'ici quelle importance a chaque cas de jonction des cellules, cas bien déterminé, quoique ce dernier ne se présente pas souvent dans les observations. Quant à mes observations, je puis dire que dans les recherches, coupes par coupes, de la moelle épinière, par exemple, dans sa direction longitudinale et surtout les coupes qui portent sur l'intumescence lombaire, la coupe 6 ou 8 montre presque toujours la jonction des cellules par leurs prolongements de corps.

Ayant en vue l'exploration du tissu nerveux par coupes, ainsi que par l'isolement artificiel de ses éléments histologiques, nous avons le droit d'accepter en général la conjonction des cellules nerveuses pour un fait anatomique normal et très-répandu, éclairant la combinaison des processus physiologiques et pathologiques dans le système nerveux, combinaison si compliquée.

J'espère que les dessins photographiques qui accompagnent ce travail, représentant la jonction des cellules nerveuses, décident entièrement cette importante question, sujette à dispute, sur la structure du système nerveux. (Voyez pour l'union des cellules par les prolongements des corps : pl. VII, fig. 22, 24, 25, 29; pl. VIII, fig. 33, 36, 41. Voyez pour l'union par les prolongements de noyau : pl. VI, fig. 20 (*m* et *m'*); pl. VIII, fig. 32 (*c*).) Parmi les différentes manières de jonction des cellules par les prolongements de corps, celle de la jonction des cellules au moyen des prolongements de corps, courbés en arc et pourtant entièrement isolés (pl. VII, fig. 24; pl. VIII, fig. 41), ne donne déjà pas droit de supposer que cela n'est, dans le cas donné, qu'un simple contact des prolongements, et non pas une jonction réelle, supposition invoquée ordinairement par les histologistes qui nient entièrement l'existence de la jonction des cellules nerveuses. Cependant la négation de la jonction la plus simple et la plus immédiate des cellules par leurs prolongements non ramifiés n'était point un obstacle suffisant pour empêcher certains histologistes de présenter l'hypothèse sur la jonction des cellules nerveuses au moyen de leurs prolongements ramifiés, comme un pareil schéma est présenté par Kölliker dans son manuel. Ayant une assez grande quantité de pièces et entre autre quelques-unes, où, sur un espace circonscrit de la pièce, on peut observer très-distinctement la jonction des cellules dans quelques endroits de la pièce, j'ai le droit de penser que la négation d'un pareil fait se fondait sur un examen insuffisant. Grâce à ma méthode d'exploration, qui permet en peu de temps d'avoir une quantité énorme de pièces, l'apparition de l'union des cellules n'est plus pour moi un fait rare.

Aujourd'hui, on doit se demander entre quel genre de cellules nerveuses se rencontre une jonction mutuelle, et si cette jonction s'effectue dans l'endroit donné à l'aide des prolongements de noyau et des prolongements de corps? Ayant déjà parlé dans mon premier ouvrage (*Études phot. sur le système nerveux*, etc., 1868) de l'existence des deux espèces de prolongements des cellules nerveuses, prolongements de corps et prolongements de noyau, ainsi que de la jonction des cellules par ces deux genres de prolongements, je me suis encore plus affermi par mes observations suivantes dans mon opinion sur cette nouvelle et plus fine structure de la substance grise du tissu nerveux. Ainsi, en nous appuyant sur nos nombreuses observations, nous avons le droit d'admettre non-seulement l'existence réelle des prolongements de noyau, réfutée par plusieurs autorités, mais aussi la jonction mutuelle des cellules au moyen de leurs prolongements de noyau. La difficulté excessive de photographier les pièces avec toutes ces fines particularités dans leurs parties, malgré une assez grande quantité de pièces, m'a empêché, pour cette fois-ci, de présenter un plus grand nombre de dessins; mais je crois que ceux qui sont joints à ce mémoire peuvent assez bien démontrer le fait anatomique dont j'ai parlé. Des modes d'union, l'union des cellules nerveuses par leurs prolongements de corps non ramifiés est celle qui se rencontre ordinairement, tandis que leur jonction au moyen de leurs prolongements de noyau est rare à observer. Il est clair que le cas rare de rencontrer la jonction des cellules à l'aide de leurs prolongements de noyau très-fins, masqués encore par la masse même de la cellule nerveuse, s'explique facilement par le fait assez rare de rencontrer pendant les observations les conditions favorables qui sont nécessaires pour les découvrir.

Kölliker, s'élevant contre l'opinion qui admet la jonction des cellules, ne nie pas cependant leur anastomose par des prolongements courts, montrés par R. Wagner, Besser, Corti, et observés par lui-même dans la rétine. Il rapporte ce fait non pas à l'anastomose des cellules, mais à une période de leur développement, parce qu'il avait vu, comme aussi Remak, Valentin, Schaffner et Beale, dans les ganglions des jeunes animaux, une cellule nerveuse divisée et ayant deux 'courts, prolongements, par lesquels les parties de la cellule s'unissaient. Je crois que de pareils faits, que j'ai aussi rencontrés assez souvent (j'ai présenté une pièce de ce genre à

Kölliker) chez les animaux jeunes et chez les adultes, doivent non-seulement être acceptés pour une jonction réelle des cellules, mais ils éclairent encore leur jonction à différents degrés du développement du tissu nerveux, dont je parlerai plus loin. Comme l'anastomose par les corps peut servir de prototype de la liaison des cellules nerveuses, que j'ai observé plusieurs fois dans différents endroits du système nerveux, on prend pour prototype d'une jonction des prolongements de noyau une liaison ou réunion de deux noyaux, se trouvant quelquefois dans une cellule nerveuse. Quelquefois le volume excessif de la cellule avec une incompatible division de son corps, remarquable sur ses limites périphériques, prouve que nous avons ici non pas une seule cellule nerveuse, mais deux cellules nerveuses avec deux noyaux réunis par leurs corps; et ayant en vue que l'apparition de la substance blanche est un fait, se rapportant au développement relativement plus tardif du fœtus, qui, dans quelques endroits des organes centraux, par exemple dans la moelle allongée, sert comme substance partageant les éléments de la substance grise, parmi lesquels il se renferme, à peine n'est-il pas permis de croire que l'anastomose des cellules nerveuses pour leurs prolongements plus ou moins longs à une plus ou moins grande distance, est le résultat de l'apparition suivante de la substance blanche au moyen d'un plus grand isolement des cellules nerveuses par cette dernière, à cause de quoi les prolongements des cellules s'allongent.

Ainsi, quoique l'anastomose des deux cellules nerveuses par un très-court prolongement puisse se rapporter à la période de développement des cellules nerveuses, comme le croit Kölliker, il est impossible, en tout cas, de ne pas voir dans le premier un fait d'une jonction réelle des cellules entre elles. Comme l'allongement des prolongements de corps chez les cellules liées par ces derniers est un résultat d'un développement ultérieur du tissu, résultat précédé d'une jonction directe de leurs corps, de la même manière s'explique l'allongement des prolongements de noyau.

J'ai eu l'occasion de voir dans la cellule nerveuse des olives chez l'homme un cas où deux noyaux, enfermés dans une seule cellule nerveuse, non divisée, se joignaient par un prolongement. De pareilles observations ont été communiquées par Meynert, R. Arnold et Besser. En parlant de l'union ou du contact immédiat des cellules nerveuses par leur corps, je n'ai pas en vue ces endroits du système nerveux où la substance grise présente continuellement, chez un animal adulte, une masse de cellules nerveuses conjointes, comme, par exemple, Wagner prend pour cette masse une couche externe de la substance grise dans les circonvolutions du cerveau et du cervelet.

Quoique l'union des cellules nerveuses, par des prolongements de corps, paraisse en différents endroits des organes centraux, les parties très-aptes à observer sont : *formatio reticularis* dans la moelle allongée et l'intumescence lombaire dans la moelle épinière.

Souvent quelques cellules nerveuses se détachent de la masse générale de la substance grise, par exemple dans les cornes antérieures de la moelle épinière, et sortent plus ou moins loin dans la substance blanche de la dernière (cellules émigrées), et voici des cas pour observer, où non-seulement leur corrélation mutuelle devient plus claire, mais où s'expliquent aussi les rapports des premières aux autres parties du système nerveux, par exemple, dans les racines des nerfs spinaux. Comme la superposition plus ou moins épaisse des cellules nerveuses est une circonstance masquant assez fortement leur rapport mutuel, les cas indiqués d'émigration des cellules peuvent être d'une grande utilité pour résoudre les questions sur le rapport des cellules nerveuses entre elles, ainsi qu'avec les autres éléments figurés du tissu nerveux.

Pour découvrir la conjonction des cellules nerveuses, les pièces faites sur du tissu macéré préalablement dans l'acide chromique et puis congélé (pl. VII, fig. 29) sont quelquefois d'un secours précieux. Ici, les cellules nerveuses, sous l'influence de l'acide chromique, comme je l'ai déjà dit, diminuent de volume et paraissent être enfermées dans des grandes cavités distinctes, s'isolant et se dénudant des parties environnantes, dans une grande distance, avec ses prolongements, d'où il suit que la jonction mutuelle par les prolongements devient un fait plus facile à distinguer. Une telle dénudation dépend du raccourcissement de la névroglie sous l'influence des liquides durcissants.

Deux cellules disposées l'une auprès de l'autre peuvent s'anastomoser mutuellement par un prolongement de corps (regardez les anastomoses indiquées), ainsi que par deux (pl. VII, fig. 24; pl. VIII, fig. 33 *ee*). On voit s'anastomoser les cellules homogènes, ainsi que les hétérogènes de forme et de grandeur.

L'anastomose mutuelle des cellules donne à la substance grise dans plusieurs endroits un aspect réticulé ou disposé en mailles, comme on le voit, par exemple, dans *formatio reticularis* de la moelle allongée et encore entre la corne antérieure et la corne postérieure d'une même moitié de la moelle épinière, par exemple, dans sa partie cervicale (pl. VIII, fig. 34, 35). Dans le dernier cas, j'ai eu l'occasion d'examiner plusieurs cellules unies mutuellement par des prolongements et formant une chaîne. Parmi les mailles formées ici par la substance grise il s'en trouve dans une direction opposée des faisceaux de tubes d'une substance blanche.

Il est très-remarquable, que si nous poursuivons la formation et la disparition du noyau gris dans la moelle épinière, c'est-à-dire des cornes antérieures et postérieures, alors l'apparition de la masse de noyau gris, consistant en des cellules très-serrées, pendant la formation des cornes de la moelle épinière, s'approchant de ce dernier du côté de la moelle allongée, est suivie de la disparition de la substance grise disposée en mailles. De même, la disparition du noyau gris à la terminaison de la moelle épinière est suivie de l'apparition de la substance grise disposée en mailles. La diminution ou l'augmentation du nombre des cellules paraissent ici comme faits tantôt masquant, tantôt découvrant la jonction des cellules, en vue d'une forme en mailles de la substance grise. Pendant l'apparition des cornes de la jonction des masses isolées de la substance grise, comme nous le dirons plus loin, l'aspect en mailles de la substance grise est perdu pour l'observateur après l'apparition d'un nouveau nombre de cellules nerveuses, masquant la jonction en maille des pareilles, ayant lieu parmi les masses isolées de la substance grise. Au contraire, avec la disparition du noyau gris à la terminaison de la moelle épinière, la diminution quantitative des cellules nerveuses montre de nouveau leur jonction sous forme de mailles.

La substance grise en mailles paraît tantôt sous la forme de mailles fines, formées par l'anastomose des cellules nerveuses (pl. VIII, fig. 35), tantôt sous la forme de mailles plus ou moins larges, formées par des cellules nerveuses et par leurs prolongements, disposés d'une façon très-dense (pl. VIII, fig. 34, 37).

Dans quelques endroits, les mailles formées par l'union mutuelle des cellules nerveuses se compliquent encore de la présence des faisceaux blancs, ramifiés en mailles, de la substance blanche, prenant aussi partie dans la formation des mailles (comme on le voit au fond des pyramides de la moelle épinière), qui peuvent être nommées mailles mixtes du tissu nerveux. Je dois encore faire remarquer que, partout les mailles, formées par les cellules nerveuses anastomosées, sont comme ces dernières suivies d'un filet de vaisseaux capillaires.

Toutes les anastomoses décrites des cellules nerveuses proviennent de leurs prolongements dénudés ; mais certaines parties de la substance grise s'unissent aussi au moyen de la substance blanche, c'est-à-dire par des prolongements des cellules, entourés de myéline.

Rapport des prolongements des cellules nerveuses avec la substance blanche du tissu nerveux. — Tandis que quelques prolongements des cellules conservent leur aspect primitif et servent pour une jonction mutuelle avec d'autres prolongements (substance grise en mailles), les autres prolongements, entourés de myéline, paraissent sous la forme de cylindres-axes des tubes primitifs de la substance blanche.

Il est probable que la jonction des cellules s'effectue non-seulement au moyen des prolongements dénudés, mais aussi au moyen de ceux qui sont entourés de myéline ou encore d'une enveloppe de névroglie.

Les mêmes propriétés anatomiques des cylindres-axes et des prolongements des cellules nerveuses, l'observation immédiate sur le passage du prolongement et les altérations sur sa distension, donnent le droit de conclure que quelques prolongements des cellules nerveuses paraissent comme cylindres-axes dans la substance blanche des organes centraux, ainsi que dans les racines des nerfs spinaux. Il est certain que Remak, d'après ses observations sur les animaux vertébrés (1837) et Helmholz sur les invertébrés (1842) ont avancé pour la première fois que les prolongements des cellules nerveuses deviennent des filaments nerveux; Robin et Wagner furent les premiers observateurs qui dirent presque en même temps (1847) que les prolongements des cellules nerveuses dans les ganglions paraissent comme des filaments médullaires.

Quelques observateurs n'ont cependant jamais vu le passage immédiat d'un prolongement de la cellule nerveuse en tube primitif de la substance blanche. Vraiment, ce n'est qu'un prolongement tout nu de la cellule nerveuse, qui donne le moyen de poursuivre facilement son étendue; tandis que le prolongement s'entourant de myéline est masqué facilement.

On regarde les ganglions des racines postérieures comme les endroits les plus propices pour observer l'apparition des tubes primitifs des cellules nerveuses, tubes médullaires. Ici le tube primitif médullaire paraît déjà, dès son commencement, comme les suites des parties de la cellule. Ainsi, d'après l'opinion acceptée par tout le monde, le prolongement d'une cellule nerveuse, s'entourant de myéline et d'une enveloppe, contenant des noyaux qui couvrent en dehors la cellule nerveuse, paraît comme le cylindre-axe d'un tube primitif.

Dans l'exploration de l'apparition des tubes primitifs dans les organes centraux, on accepte que le prolongement d'une cellule s'entoure de myéline à une distance plus ou moins éloignée de la cellule; et dans les autres endroits, outre la myéline, le prolongement s'entoure encore d'une enveloppe contenant des noyaux.

Cependant le rapport le plus intime entre les éléments figurés des deux substances du tissu nerveux est toujours très-énigmatique, surtout quand on ne doute pas de l'existence des prolongements de corps et de prolongement de noyau dans les cellules nerveuses.

Je reviens aux cellules des ganglions des racines postérieures. Il est indubitable que les modes que l'on a décrits relatifs à la transformation d'un prolongement de la cellule en tube primitif de la substance blanche ont vraiment lieu ici, ainsi que dans le nerf sympathique et dans d'autres régions, où les cellules sont entourées d'une enveloppe contenant des noyaux. Mais ayant en vue, qu'outre les prolongements de corps, les cellules sont pourvues de prolongements de noyau, d'où il résulte que le dernier entre peut-être quelquefois comme dans d'autres cellules en dedans du prolongement de corps, on est à se demander si le mode décrit est l'unique mode de la transformation d'un prolongement en tube primitif? En effet, les observations nous montrent, avant tout, le fait de la présence de la myéline et d'une enveloppe, contenant des noyaux au commencement du prolongement; mais on ignore si c'est le prolongement de corps ou le prolongement de noyau de la cellule, qui paraît comme cylindre-axe, dans le cas donné. On peut même croire, quelquefois, que le prolongement de corps d'une cellule, comme tube, ne paraît pas comme cylindre-axe, mais comme partie pariétale d'un tube primitif de la substance blanche, entourée encore d'une enveloppe contenant des noyaux, et comme cylindre-axe paraît un prolongement de noyau entouré de myéline en dedans du prolongement de corps. Quoique une telle corrélation des parties de la cellule nerveuse avec les parties d'un tube primitif nous expliquerait plus complétement l'origine de toutes les parties du tube primitif en y comptant aussi leur propre enveloppe, je me retiens pourtant de faire des conclusions, ayant fait peu d'observations sur ce sujet. Je remarquerai seulement, qu'en isolant la pièce à l'aide des aiguilles, ici comme aussi dans les nerfs périphériques, l'arrachement de l'enveloppe externe des tubes médullaires n'est pas accompagné de la sortie de la myéline, qui est retenue encore par la présence de l'enveloppe propre.

En nous adressant à l'apparition des tubes médullaires de la substance blanche des organes centraux, il est impossible de douter, qu'ici la transformation du prolongement de la cellule (prolongement de noyau et prolongement de corps ou du dernier seulement) en cylindre-axe provienne à une distance plus ou moins éloignée de la cellule, ou par l'adoption de la myéline seulement, ou de la myéline et de l'enveloppe externe contenant des noyaux. Dans les cas d'absence de l'enveloppe propre dans les tubes primitifs de la substance blanche, une telle manière éclaircit vraiment la corrélation des parties avec celles de la substance blanche. Kölliker, Stilling, Goll, Clarke et d'autres observateurs ont dit qu'ils n'avaient jamais vu la transformation ou passage d'un prolongement de la cellule de la moelle épinière en un filament à double contour, ou tube primitif de la substance blanche. Deiters et M. Schültze ont exposé que ce n'est qu'un seul des prolongements, sortant de la cellule nerveuse, qui paraît comme un cylindre-axe. Mes observations ne m'ont pas donné le droit d'accepter ce fait pour une apparition constante, même dans les cellules appartenant à un seul groupe. J'ai vu, entre autres cas, que deux prolongements de corps non ramifiés de la même cellule dans les cornes antérieures de la moelle épinière paraissent aussi comme des cylindres-axes dans les racines des nerfs spinaux. Dans les cas que j'ai observés, la cellule se trouvait tirée loin au dehors, sous son aspect isolé, dans la masse de la substance blanche (cellules émigrées), et je n'avais pas beaucoup de peine à examiner avec une clarté parfaite le passage de ses deux prolongements vers les racines antérieures de la moelle épinière. Je n'ai jamais vu l'origine des tubes primitifs de la substance blanche du second système des prolongements axis-cylindriques de Deiters.

La question sur le nombre des prolongements transformés en cylindres-axes se pose au sujet de différentes régions des organes centraux et dépend du genre des cellules, mais non pas du nombre de prolongements de ces dernières. Ainsi, ayant en vue seulement les prolongements de corps, de même que le prolongement unique d'une cellule monopolaire se transforme en cylindre-axe du tube primitif de la substance blanche, de même les prolongements bipolaires et multipolaires servent aussi quelquefois non comme cylindres-axes de la substance blanche, mais pour une corrélation mutuelle des cellules. Aux questions très-importantes, mais à mon regret non résolues, appartient la question suivante : Sont-ce les prolongements de noyau ou les prolongements de corps, ou sont-ce les uns et les autres à la fois qui apparaissent comme cylindres-axes dans la substance blanche ? Aujourd'hui nous devons nous en tenir à cette supposition que les cylindres-axes de la substance blanche peuvent être les prolongements de corps et ceux de noyau (je l'ai vu dans les olives chez l'homme), ainsi que l'anastomose des cellules entre elles s'opère à l'aide des diverses espèces de prolongements. Il est probable que certaines régions des organes centraux ont aussi, pour cette fois, des propriétés à part. E. Pflüger (1) a vu que les tubes médullaires donnaient des prolongements transversaux et formaient des filets dans le parenchyme du foie.

Examinant la marche des nerfs périphériques dans les organes centraux du système nerveux, il est facile de s'assurer, par l'examen macroscopique, que les masses de la substance grise

(1) *Centralblatt für med Wissensch.* 1870, n° 17.

leur servent de point de départ ou d'origine. Les nombreux petits faisceaux des tubes primitifs des tubes nerveux en entrant dans la masse des organes centraux, par exemple de la moelle épinière, se partagent ordinairement en un pinceau, de telle manière que chaque faisceau primitif, pris à part, se partage en tubes primitifs distincts, et ces derniers en se transformant atteignent jusqu'aux cellules nerveuses. D'après Robin, les racines des nerfs spinaux se grossissent par la myéline en sortant de la masse de la substance grise, ainsi que par leur enveloppe propre hors des limites de la moelle épinière (1). Le faisceau primitif des nerfs périphériques peut avoir pour commencement un groupe de cellules nerveuses homogènes de grandeur et de forme, ainsi que plusieurs groupes et pourtant tantôt homogènes, tantôt hétérogènes. Dans certaines régions des organes centraux, comme dans la moelle allongée, les cellules nerveuses donnant naissance aux tiges nerveuses, sont disposées en nids isolés, comme l'a montré avant tout Stilling, donnant ce nom aux groupes connus des cellules nerveuses. Quelquefois une tige nerveuse n'a pour origine qu'un groupe isolé de cellules. Les nids des cellules nerveuses présentent tantôt une masse plus ou moins épaisse de cellules, tantôt une masse raréfiée, mais en tous cas de tels nids, par exemple dans la moelle allongée, touchent ordinairement la substance grise en forme de mailles qui se dispose parmi les nids, appartenant à l'origine de divers nerfs. A peine est-il possible de douter que la corrélation mutuelle physiologique de divers nerfs ne provienne de ce fait anatomique. Étudiant le rapport entre le volume de la cellule nerveuse et l'épaisseur du tube primitif de la substance blanche, nous voyons qu'ils répondent généralement l'un à l'autre, c'est-à-dire que les cylindres-axes des gros tubes naissent des grandes cellules nerveuses et que ceux des tubes fins naissent de petites cellules nerveuses. Au profit de cette dernière opinion plaident surtout les observations sur les rapports des racines antérieures

(1) *Programme du Cours d'histologie*, 1864, p. 225.

et des racines postérieures avec les cellules nerveuses des cornes correspondantes. Cependant cette position peut être rapportée seulement à ceux des cylindres-axes qui paraissent des prolongements de corps des cellules nerveuses, et pour ça la même grande cellule, quoiqu'elle ait par son prolongement de corps un rapport direct avec le gros tube, on ne peut nier que son prolongement de noyau puisse être le cylindre-axe d'un tube fin, quoique, jusqu'à présent, il n'existe pas assez d'observations sur de tels rapports des prolongements de noyau.

La question sur le rapport des tubes primitifs avec le diamètre attribué aux cellules nerveuses d'une certaine grandeur prend de l'importance quand on étudie les cellules nerveuses au point de vue de leur fonction (cellules motrices et cellules sensitives). Pour appuyer les conclusions déjà faites, on peut invoquer aussi la même division physiologique des racines. Nous reviendrons sur ce sujet en décrivant la structure de la moelle épinière. Parmi les rapports décrits des prolongements des cellules, j'ai eu l'occasion de voir, dans les cornes antérieures de l'homme, une cellule dont le prolongement de corps se terminait dans le noyau de la névroglie. Comment interpréte ra-t-on un pareil fait?

De l'opinion de certains histologistes sur la structure des cellules nerveuses et sur les prolongements de ces dernières. — L'idée la plus répandue parmi les histologistes sur la structure de la cellule nerveuse, c'est l'opinion de Deiters, appuyée de l'autorité de M. Schültze, qui étaya encore cette opinion par l'idée sur la structure fibrillaire de la cellule nerveuse et de ses prolongements. J'ai déjà parlé de l'opinion de Deiters sur les deux genres de prolongements des corps : prolongements proto-plasmatiques et prolongements axiscylindriques. Quant au second système des prolongements de corps, prolongements axiscylindriques, sortant des prolongements proto-plasmatiques, je partage l'opinion de H. Hadlich (1), qui, comme moi, n'a pas pu

(1) *Untersuchungen über die Rinde des Kleinhirns des Menschen. Archiv f. micros. Anatomie*, VI. 1870.

s'assurer de leur existence. Léopold Besser (1) parle de la relation génétique des cellules nerveuses avec la névroglie dans le sens de l'étude de Deiters, mais seulement avec plus de détails. Toutes ses déductions, dont nous avons parlé dans le chapitre sur la névroglie, Besser les résume de la manière suivante : 1° tous les éléments figurés des organes centraux se forment des parties de la névroglie ; 2° la différentiation des éléments nerveux s'opère après la formation des capillaires ; 3° les noyaux des cellules nerveuses sont la transformation des noyaux de la névroglie (*gliakerne*) et les corps de la cellule de la substance extra-nucléaire (*gliareiser*); les allongements de ces derniers paraissent en forme de prolongements de la cellule ; 4° les filaments nerveux se composent de longs prolongements d'éléments fibrillaires (*glianetz*), dont les noyaux ne prennent point part à la formation suivante des nerfs. Les cylindres-axes se forment des filaments fins (*Fädchen*) des gliareiser.

Si les questions sur la structure de quelques éléments figurés demandent une exploration de leur développement, — il est impossible de douter que le dernier attire la nécessité de savoir la véritable structure des éléments figurés entièrement développés, et sans doute il laisse encore beaucoup à désirer dans l'étude sur le système nerveux.

Certains histologistes et entre autres : Frommann (de Weimar) (2), J. Arnold (de Heidelberg) (3), Courvoisier (4), Grandry (de Liége) (5), M. Schültze, etc., ont émis dans ces dernières années une opinion diverse sur la structure des cellules nerveuses.

(1) *Zur Histogenese der Nervosen. Elementartheile in der Centralorganen des neugebornen Menschen. Wirckow's Archiv*, Band 37, Heft III, 1866.

(2) *Archives de Virchow* pour 1864-1865 et un ouvrage à part : *Ueber die normale und pathologische Anatomie des Ruclanmarks*, 1864-1867.

(3) *Ueber die feineren histologischen Verrältniss der Ganglienzellen in dem Sympaticus des Frosches. Virchow's Archiv*, Band 32, 1865.

(4) *Archiv f. mikr. Anatomie*, Band II, 1866.

(5) Grandry, *Journal de l'anatomie et de la physiologie*, 1869, n° 3.

Frommann décrit les prolongements de la cellule comme sortant du noyau et du nucléole. Selon lui, ils sortent du nucléole des fins filaments, qu'il nomme *Kernkörperchenfaden*, tandis que du noyau il sort un prolongement tubuleux qu'il appelle *Kernröhren*.

Outre cela, les prolongements du corps de la cellule se composent de filaments fins, dont Frommann n'explique pas la direction pour le noyau ou le nucléole. Les prolongements du nucléole (*Kernkörperchenfaden*) vont tantôt tout librement, tantôt ils entrent dans les prolongements des noyaux (*Kernröhren*), se montrant dans ce dernier cas comme des cylindres-axes.

En examinant les cellules nerveuses sur les pièces macérées dans les liquides durcissants et colorés par la teinture de cochenille, puis par la picrine en dissolution dans la térébenthine, j'ai vu dans le contenu du noyau des formations qui paraissent donner le droit de penser que les filaments fins proviennent du nucléole. Comme dans ce mode d'exploration la granulation de la cellule, ainsi que les parties composées de la dernière, reçoivent un aspect très-accusé, je me suis assuré que les prétendus filaments paraissaient et changeaient leur position quand l'observation se faisait sur des plans différents et dépendaient visiblement de la position des grains les plus colorés du contenu du noyau.

J. Arnoldt, en étudiant les cellules sympathiques des grenouilles, décrit les prolongements qui sortent de la cellule de deux manières. Un prolongement sort du noyau paraissant comme cylindre-axe, l'autre sort en forme de filaments fins (3 ou 6) du nucléole, formant par lui-même un filet sur le corps de la cellule. Au dehors de la cellule, il se joint à un filament disposé en spirale et entourant un prolongement de noyau.

Beale (qui a vu un filament en spirale), Schramm, Courvoisier expriment une opinion semblable. Oussoff (1) décrit des prolon-

(1) Гистологическое строеніе спинныхъ узловъ. Въ сборникѣ, перваго съѣзда естествоиспытателей. Наблюденіе сдѣлано подъ руководствомъ Овсянникова.

gements se tortillant comme une spirale ou, pour parler plus justement, et pour se conformer à ses dessins, des prolongements roulés en pelotte et qui sortent du noyau. D'après Beale, le prolongement qui, pour Arnoldt, paraît comme un cylindre-axe, part du corps de la cellule, mais non pas du noyau.

Kraüse, Sander considèrent ces faits comme une apparition artificielle. Quoique Kölliker n'ait pas eu l'occasion de vérifier par ses propres observations les faits décrits par Arnold et par Courvoisier sur la jonction des filaments avec le nucléole, il fait pourtant savoir ses nouvelles observations sur les prolongements en spirales des cellules sympathiques d'une grenouille. Il a eu, une fois, l'occasion de voir que les grains du contenu du noyau y ont une disposition radiée par suite de laquelle le noyau a reçu un aspect fibrillaire. De même, il n'avait pas vu de filaments ficelleux dans la substance de la cellule elle-même et n'avait vu ces filaments que là où commence le prolongement. Kölliker dit que tous ces éléments superficiels, décrits par Arnoldt et d'autres auteurs, contiennent beaucoup de noyaux. A cause de cela, d'après lui, on peut supposer que ces apparitions ont lieu dans une enveloppe interne distincte (*Innere Scheidenbildung*), d'autant plus qu'un tel réticulum des cellules du tissu conjonctif se trouve dans tout le système nerveux.

Comme mes observations m'ont donné le droit d'accepter l'existence des enveloppes propres dans plusieurs cellules nerveuses, de même que dans les cylindres-axes, où j'avais remarqué la présence des noyaux, — la supposition de Kölliker est très-probable. Faisant attention aux observations des observateurs précités sur les filaments en spirale, on pourra penser que dans certains cas on a pris pour des filaments en spirales les apparitions artificielles dans l'enveloppe propre (fig. 181 des observations de Kölliker dans son « *Histologie* », cinquième édition), tandis que, dans les autres cas, un des prolongements de la cellule entourait vraiment en spirale un autre prolongement, sortant avec lui d'un des bouts de la cellule (observation de Beale (fig. 182, dans l'*Histologie* de Kölliker). Une opinion toute pareille contre cette complexité dans les rapports des prolongements pour la cellule nerveuse a été exprimée par Stieda.

Grandry affirme l'opinion sur les stries transversales dans les cylindres-axes décrits par Fromann, dit de l'aspect transversal du corps lui-même des cellules et de leurs prolongements de corps. On a fait ces observations en employant la coloration d'argent, pour laquelle mes observations ne m'ont pas donné une grande confiance. Les observations de Grandry sont faites après une très-lente macération des cellules nerveuses dans une solution d'argent, et cette macération fait supposer des altérations considérables dans les cellules.

L'énorme diversité d'opinion des divers observateurs sur la structure des cellules nerveuses prouve déjà assez l'altération de la structure des cellules par les processus pathologiques, ainsi que par les modes d'observation. Si nous examinons les opinions sur la structure des cellules nerveuses en partant des tubes élémentaires de Stilling, qu'il disposa avec tant de complexité dans la cellule nerveuse, jusqu'aux plus fins filaments et tubes de Frommann quand ils sortent du noyau, du nucléole et des corps granuleux, jusqu'à la striation transversale de Grandry ou jusqu'aux filaments en spirales de Beale, Arnoldt et Courvoisier,—il en ressortira ceci, c'est qu'on ne pourra pas dire que toutes ces opinions ont quelque chose de commun. D'après l'opinion de M. Schültze (voyez le chapitre indiqué dans l'histologie éditée par Stricker), la cellule nerveuse se compose de filaments extrêmement fins, ayant une direction très-compliquée ; il y a de plus, entre les filaments, une substance finement granuleuse. Le corps de la cellule, d'après M. Schültze, est un prolongement continuel du cylindre-axe qui, comme nous l'avons vu, est aussi, d'après son opinion, composé de filaments très-fins. Certaines cellules ont une enveloppe externe, que M. Schültze nomme enveloppe de Schwann ; dans ce cas, elle passe d'après lui de la cellule aux prolongements, où elle se présente comme leur enveloppe externe, contenant des noyaux ainsi que cela arrive, par exemple, dans le ganglion de Gasser. M. Schültze, partageant l'opinion de Deiters sur l'existence des deux espèces de prolongements dans les cellules nerveuses de la moelle épinière, prolongements proto-plasmatiques et prolongements axis-cylindriques, décrit ici la structure fibrillaire (*Primitiv fibrillen*). Les noyaux homogènes des cellules nerveuses se trouvent de cette manière entourés par la substance finement granuleuse et fibrillaire du corps de la cellule. Le nucléole paraît sous la forme d'une boule brillante au milieu du noyau et contient ordinairement un, et seulement dans les cas exceptionnels plusieurs ronds vacuolen. Les filaments les plus fins du cylindre-axe ne commencent pas et ne se terminent pas dans le corps de la cellule, mais ils traversent seulement ce dernier.

La structure fibrillaire des cellules nerveuses a été admise déjà par plusieurs histologistes (Remak, Walter, A. Leidig, Beale, Frommann, Arnoldt, Kölliker et d'autres); mais cette opinion s'est surtout répandue après les observations de M. Schültze. De même que la striation longitudinale des cylindres-axes ne donne pas le droit pour affirmer leur structure fibrillaire dans les nerfs périphériques, et je crois que j'ai réussi à prouver clairement leur nature tubuleuse; de même, d'après mon opinion, la striation observée quelquefois dans les cellules nerveuses ne prouve pas encore la structure fibrillaire de ces dernières.

Nous avons déjà vu qu'un rétrécissement de la partie pariétale des cylindres-axes, qui arrive rapidement dans les cylindres-axes les plus frais et encore humides, suffit pour leur accorder l'aspect fibrillaire, dépendant de la formation des plis longitudinaux fins. Quant aux colorations avec diverses substances durcissantes, sous l'influence desquelles, d'après M. Schültze, l'aspect fibrillaire des cellules nerveuses et des cylindres-axes devient plus visible, ces colorations, en agissant sur la partie pariétale de ces derniers et en accentuant la formation des plis, montrent en même temps leur influence sur l'aspect des éléments qui composent leur enveloppe. Et ici nous voyons la même chose que nous avons vue en décrivant la structure des tubes primitifs, dont l'enveloppe externe, ainsi que la partie pariétale des cylindres-axes, peut revêtir l'aspect tantôt nucléo-fibrillaire, tantôt tout simplement fibrillaire. Besser regarde aussi la striation du proto-plasma de la cellule comme un résultat de la macération dans les liquides durcissants.

Le professeur Babuchin (1), à la suite des observations de M. Schültze, déclara que, ne connaissant pas encore ces dernières, il était arrivé aux mêmes conclusions, à savoir que le cylindre-axe a une structure fibrillaire, très-visible sous l'influence de 0,05 — 0,025 pour 100 de la solution d'acide chromique. La striation longitudinale est visible en employant l'oculaire n° 8 et n° 9 de Hartnack; en employant les oculaires plus forts, elle disparaît et se remplace par des grains disposés irrégulièrement. Le professeur Babuchin conclut que, quoique la striation qui paraît ici puisse être prise pour une apparition artificielle, il lui est arrivé, malgré cela, mais seulement dans certains cas, de voir la striation longitudinale dans les cylindres-axes frais, où parmi les filaments brillants bien limités, il se trouve une substance mâte et finement granuleuse. Le professeur Babuchin est parvenu enfin à voir les filaments du cylindre-axe dans leur état d'isolement. Regardant le cylindre-axe comme consistant en un faisceau de filaments, Babuchin dit qu'on rencontre quelquefois des cylindres-axes qui, de leur origine près de la cellule nerveuse jusqu'à leur terminaison, se composent d'un seul filament.

Quant à la différence entre la structure des prolongements axiscylindriques et les autres prolongements de la cellule nerveuse, il la nie. Selon lui, le prolongement axiscylindrique ne se lie ni avec le noyau (*nucleus*) ni avec le nucléole (*nucleolus*). La cellule nerveuse dans son développement embryonnaire a déjà un prolongement axiscylindrique très-développé et un grand noyau (*Kern*) qui semble, au premier coup d'œil, être

(1) *Centralblatt f. d. medic. Wissench.* 1868, n° 48.

placé au bout du cylindre d'axe, comme une tête d'épingle au bout de sa tige. Un examen attentif avec le plus fort grossissement, pourra faire voir auprès du noyau une couche fine de protoplasme, qui limite le noyau de tous côtés : c'est ici que commence le cylindre-axe. Le cylindre-axe, en forme de quille et gros à son commencement, diminue ensuite de volume, sans se diviser, et se transforme en un filament très-fin.

Tous les observateurs qui décrivent la striation longitudinale dans les cellules nerveuses, ainsi que dans leurs prolongements, n'en parlent pas comme d'un fait constant; plusieurs même ne l'ont jamais vue. Outre ce que j'ai dit sur la structure des cellules nerveuses, et sur leur altération sous l'influence des différents modes d'exploration qui me forcent à nier leur structure fibrillaire, j'ajoute ce fait : la cellule nerveuse, explorée sur une coupe de sa masse, ne prend jamais, d'après mes observations, un aspect strié; et quant à la cellule, explorée dans sa surface extérieure, si elle a quelquefois cet aspect, c'est grâce aux causes décrites plus haut. Comme le cylindre-axe dans les nerfs périphériques et dans la substance blanche des organes centraux est considéré par tous les histologistes comme un prolongement de la cellule nerveuse, on peut bien comprendre quelle est la relation qu'il y a entre les questions sur la structure des cellules nerveuses, de leurs prolongements et des cylindres-axes. Comme l'opinion de M. Schültze sur la structure fibrillaire des cellules nerveuses se lie entièrement avec une opinion toute pareille sur la structure des cylindres-axes, la nature tubuleuse du cylindre-axe donne le droit de renverser une telle opinion. La structure fibrillaire des cylindres-axes est en controverse avec les observations qui montrent que les cylindres-axes sont souvent hypertrophiés, ainsi que je l'ai vu plusieurs fois et comme l'avaient constaté Zenker, Virchow, M. Müller, Schweiger, Nagel et M. Hadlich (1).

(1) *Ueber varicöse Hypertrophie des Hauptnervenforsatzes des grossen ganglienzellen der kleinhirnrinde. Virchov's Archiv*, Band. 46. Heft. II. 1869.

Ce dernier décrit exactement les élargissements coniques et les vacuités dans les cellules nerveuses, ainsi que dans les prolongements élargis de ces dernières, circonstance qui concorde entièrement avec la structure tubuleuse des parties susdites.

Il est certain que Mauthner divisa les cellules nerveuses en quatre espèces basées sur leur affinité plus ou moins grande pour la coloration par le carmin. Malgré la différence que présentent les cellules nerveuses, sous le rapport de leur facilité à se laisser imbiber par les différentes colorations, je ne suis parvenu, malgré des essais nombreux, à aucun résultat général. Il me paraît pourtant que ce sujet demande une exploration particulière et plus variée, et non-seulement avec le rapport d'une seule coloration pour toutes les cellules nerveuses.

L'exploration simultanée des cellules nerveuses et de leurs prolongements, faite de différentes manières, donne non-seulement le droit de nier la structure fibrillaire des premières, mais, de plus, elle fait reconnaître que les cylindres-axes, les prolongements des cellules nerveuses et les cellules nerveuses elles-mêmes sont des appareils contenant une cavité, qui renferme à son tour un certain contenu (*fluidum* hypothétique des anciens) ; cette exploration montre en outre les attributs particuliers de la cellule : le noyau, le nucléole et le corps jaune qui ont vraisemblablement des propriétés physiologiques différentes. La présence de prolongements différant par leur point de sortie de la cellule nerveuse,—prolongements sortant du noyau et du corps et peut-être encore du nucléole et du corps jaune, paraît comme l'expression anatomique du passage des effets nerveux. Les différents modes d'union des cellules nerveuses, soit immédiatement par leurs corps, soit par un des genres de prolongements, présentent des faits anatomiques qui peuvent éclaircir la relation mutuelle des effets nerveux, dont le point de départ est la fonction des extrémités centrales et périphériques du système nerveux.

Pour compléter cet article, je crois qu'il est nécessaire de mentionner ici les nouvelles explorations sur les prolongements des cellules nerveuses.

Rindfleisch (1), en faisant macérer le cerveau dans l'acide osmique et en le laissant ensuite pendant une semaine dans la glycérine, a constaté que les prolongements ramifiés se continuent à leur terminaison avec la substance granuleuse (*Kitt*) qui lie les éléments nerveux et perdent alors leur caractère filiforme. Le filament nerveux perd la myéline et a l'aspect d'un filament filiforme, qui se divise ensuite en un faisceau de filaments fins ; ces filaments les plus fins constituent un passage délicat de la substance fibrilleuse à la substance granuleuse, ainsi que le prolongement ramifié de la cellule nerveuse. D'après lui, dans le cerveau d'un lapin, les filaments médullaires se terminent de deux façons : les uns vont dans les prolongements axiscylindriques des cellules, et les autres se divisent en cette substance nucléo-fibrillaire, où s'enfonce le prolongement ramifié de la cellule nerveuse. Si l'on accepte que l'une des espèces de filaments se compose des filaments entrants et l'autre espèce des filaments sortants, alors la substance nucléo-fibrillaire présente le principal anneau comme substance nerveuse centrale, tandis que les cellules nerveuses se présentent, dans le sens de l'étude de M. Schültze, comme des réceptacles de l'excitation nerveuse.

Gerlach (2), en employant le chlorure d'or pour ses pièces, a obtenu les résultats suivants : 1° outre les tubes médullaires déjà connus, qui vont de la substance blanche vers la substance grise, se rassemblant en faisceaux près de la surface du cerveau, puis se séparant en rayonnant, passe une multitude de tubes horizontaux, également médullaires, ayant lieu parmi les tubes radiés, où se trouvent les cellules nerveuses. Ces tubes médullaires horizontaux s'unissent en formant de grandes mailles de

(1) *Zur kentniss der Nervenendigung in der Hirnrinde. Schültze 's Archiv* VIII. 453-454. 1872.

(2) *Structur der grauen Substanz der Hirnrinde. Centralblatt f. d. Med. Wiss.* 1872. n° 18.

tubes médullaires, visibles même avec le plus faible grossissement.

2° Dans les intervalles des mailles, on trouve encore, outre les cellules nerveuses, le second filet très-fin, visible seulement au moyen du système à immersion. Le second filet se forme d'un côté des fins filets des prolongements protoplasmatiques des cellules nerveuses, et de l'autre côté d'un filet de larges filaments nerveux qui s'entourent bientôt de myéline. Tandis que Rindfleisch croit que, entre le commencement du second système de filets et celui des prolongements protoplasmatiques, il y a une masse granuleuse, Gerlach reconnaît ici une prolongation des filets jusqu'aux prolongements protoplasmatiques des cellules nerveuses.

3° Il y a dans les cellules nerveuses des prolongements non ramifiés de Deiters, prolongements, qui devenant cylindres-axes des tubes médullaires, se rassemblent en faisceaux radiés. Gerlach n'ose dire si ce sont toutes les cellules nerveuses de la partie corticale du cerveau, qui n'ont qu'un prolongement axiscylindrique.

4° Dans la substance grise des circonvolutions du cerveau de l'homme, on trouve encore deux espèces de tubes médullaires, tubes commençant immédiatement des cellules et tubes formant des mailles. Dans la moelle épinière, il y a aussi deux espèces de filaments pareils, qui se différencient ainsi : ceux qui partent immédiatement des cellules vont dans les racines antérieures; les autres, en forme de mailles, vont dans les racines postérieures. Le professeur Rosenthal fait la remarque qu'il a vu clairement les deux filets nerveux.

III

Des éléments anatomiques n'appartenant pas exclusivement à l'une ou à l'autre substance du tissu nerveux. — Des corps amyloïdes (pl. VIII, fig. 39 n.). Outre la névroglie dont nous avons parlé, qui existe dans l'une ou l'autre substance du tissu nerveux, il y a ici encore d'autres éléments : les corps amyloïdes de Virchow (*corpora amylacea*). En vertu de la propriété qu'ils possèdent de se colorer par l'iode d'une couleur brune ou violette, ces corps ont été décrits par Virchow sous le nom que nous venons d'indiquer. La présence constante de ces éléments dans le tissu nerveux normal de l'homme et du cheval, pourtant dans une forme plus composée et plus diverse, m'a empêché durant quelque temps de les avouer pour certains corps amyloïdes de Virchow auxquels se rattachent, comme on sait, des processus pathologiques; c'est pourquoi ces corps étaient décrits par moi sous le nom des *corps gélatineux* (*corpora gelatinosa s. hyaloidea*). Leur distribution ordinaire et abondante dans le tissu nerveux de l'homme et de quelques autres animaux (du cheval entre autres) donne le droit de les prendre pour un élément nerveux normal, variant cependant sous le rapport de la quantité et de la qualité. Ils se rencontrent constamment dans plusieurs nerfs : nerf optique (*n. opticus*), nerf olfactif (*n. olphactarius*), mais le plus souvent dans le nerf acoustique (*n. acusticus*) : c'est à cela que ce dernier doit une consistance molle. Ils se trouvent en grande quantité dans l'épendyme du quatrième ventricule (pl. VIII, fig. 39, n.), avec le tissu conjonctif qui les suit partout, comme l'a montré Virchow. Dans les nerfs acoustiques, ces corps se trouvent tantôt entre les tubes primitifs, tantôt ils entourent les faisceaux de ces derniers, comme les cellules ganglionnaires entourent les faisceaux des racines postérieures des nerfs spinaux. Ils se rencontrent en outre dans les cornes et dans les cordons postérieurs de la moelle épinière; plus rarement dans les cornes et les cordons antérieurs; dans l'épendyme du canal de la moelle épinière, sur la surface des hémisphères, dans la substance dite corticale de la moelle épinière.

Les corps gélatineux ont une forme ronde ou ovale, leur volume est de 10μ — 15μ. Ils se distinguent par leur transparence, se voient facilement grâce à divers modes d'exploration. Par la macération du tissu dans l'alcool, ils prennent l'aspect d'une masse amorphe. En les colorant avec la cochenille additionnée d'acide acétique, ils se colorent plus faiblement que les autres éléments, mais ils prennent souvent ici la couleur violette, surtout si l'on ne se sert que de la cochenille. Quelques-uns seulement ont un noyau. Plusieurs ont des stries concentriques, qui, à cause de la réaction qu'ils donnent avec l'iode, ont mérité le nom de corps amylacés. Les couches concentriques dépendent de la réfraction variable de leur substance et ne se rencontrent que dans les corps qui ont la forme la plus sphérique. Pressées entre les verres, elles se divisent en partie et se transforment facilement en une masse gélatineuse amorphe. Sous l'influence des alcalis, elles se gonflent et se transforment en se déformant en une masse amorphe.

Dans le même endroit, leur quantité varie suivant les sujets. Sous l'influence de diverses colorations, surtout par l'aniline, on voit paraître, dans certains corps, un noyau qui se teint, en ce cas, toujours plus fortement que le corps lui-même. La réaction d'iode y est toujours caractéristique. Tandis que tous les autres éléments prennent constamment par la teinture d'iode une couleur pâle jaunâtre, ces corps se colorent à différents degrés en brun ou violet. La même réaction de la solution d'iode se rapporte diversement à divers corps gélatineux ; tous les corps ne se colorent pas également par l'iode et ne prennent pas non plus également la couleur violette. Après le dessèchement des pièces colorées par l'iode, tous les corps prennent la couleur brune, tandis que les grains ordinaires d'amidon conservent, même dans ce cas, une couleur violette foncée. Après le lavage de la pièce dans l'esprit-de-vin, la réaction d'iode ne se découvre pas, tandis que les grains d'amidon se colorent même en ce cas d'une manière caractéristique. L'amidon végétal est beaucoup plus sensible à l'iode ; pour prouver la réaction dans les corps gélatineux, la solution d'iode doit être plus saturée. L'iodure de potassium les teint en brun, même après qu'ils ont macéré dans l'acide chromique. Les corps gélatineux ou amyloïdes se déplacent facilement pendant le lavage et la coloration des pièces; c'est pourquoi, afin d'éviter un pareil déplacement, on pourra colorer la pièce après le desséchement.

Besser rapporte l'apparition des corps amyloïdes à la métamorphose régressive du tissu conjonctif. Frommann aurait vu un prolongement sortant d'un nucléole de corps amyloïde. Moi aussi j'ai eu l'occasion de voir un prolongement dans un corps amyloïde, comme je l'ai déjà dit plus haut.

De l'épithélium et de l'épendyme (pl. VII, fig. 30). — Il y a encore dans les organes centraux un tissu épithélial tapissant les cavités qu'ils renferment. Le tissu épithélial est placé immédiatement au-dessus de la couche de névroglie, sortant sur la surface libre qui porte le nom d'*épendyme* (pl. VII, fig. 30). On observe le plus facilement l'épithélium au moyen de la coloration par la cochenille additionnée d'acide azotique, par la fuchsine ou par l'aniline orange. L'épithélium se colore partout le plus vivement.

La préparation des pièces de tissu congélé donne toujours le moyen d'observer l'épithélium dans son aspect entier, ce qui, comme on sait, arrive très-rarement quand on emploie les substances durcissantes. Tandis que lorsqu'on a recours à celles-ci, il a l'aspect de cellules ovales ou en forme de quilles allongées, disposées l'une auprès de l'autre, touchant d'un de ses bouts à la névroglie de la cavité, et sortant librement de l'autre dans cette dernière ; sur les pièces congelées, il se présente en forme de cellules arrondies avec des noyaux arrondis, renfermant des corpuscules granuleux. Les corps des cellules se colorent plus faiblement que les noyaux, et ordinairement en se touchant mutuellement ils ont l'aspect d'une masse amorphe. Les prolongements de noyau se trouvent-ils en liaison avec les noyaux de la névroglie, auxquels ils ressemblent beaucoup, comme plusieurs auteurs l'ont avancé ? c'est ce que je ne saurais affirmer. Il me paraît qu'ils ne diffèrent de la névroglie que par l'absence de prolongements, par leur disposition par rangées plus épaisses et plus serrées, ainsi que par le moindre volume de leurs corps, et le volume quelque peu plus grand des noyaux. En se disposant en rangées, les cellules épithéliales forment une couche plus ou moins épaisse, recouvrant la surface interne de la cavité, par exemple dans le canal de la moelle épinière. Avec la coloration et sans elle, la couche épithéliale paraît bien transparente. On trouve très-souvent dans l'épendyme, ainsi que dans la couche épithéliale, des corps amyloïdes ou gélatineux (pl. VIII, fig. 39 n.). Les noyaux de la névroglie se distinguent de ces derniers par leur volume moins grand et par la présence des prolongements, qui leur donnent une forme allongée ou ovale (pl. VIII, fig. 30). La présence des corps amyloïdes donne à l'épendyme de la névroglie une transparence semblable à celle qui distingue aussi la substance gélatineuse des cornes postérieures.

Des vaisseaux sanguins (pl. VIII, fig. 38) *et des vaisseaux lymphatiques.* Les artères, en pénétrant de la surface externe ainsi que des fissures internes et des cavités dans les organes centraux avec la pie-mère, se trouvent en quantité beaucoup plus considérable dans la substance grise que dans la substance blanche. Les vaisseaux sanguins les plus fins et les capillaires forment par leurs anastomoses des mailles très-petites, qui entourent les éléments de la substance grise. Ces mailles sont si petites dans plusieurs endroits, que chacune entoure souvent une cellule nerveuse. Dans la substance grise, les vaisseaux les plus fins concourent à la formation des mailles, et coïncident tout à fait avec les cellules anastomosées. Il est remarquable que les groupes isolés des cellules ont, dans plusieurs régions, des vaisseaux, propres, spéciaux, qui ne se ramifient que dans ces groupes, comme on le voit, par exemple, dans les cellules des olives, etc.

Les vaisseaux sanguins seulement sur les pièces conservées dans l'acide chromique, ou sur celles qui ont macéré dans d'autres liquides durcissants, ont ordinairement un aspect tel, qu'ils paraissent entourés d'intervalles ouverts, pareils à ceux que nous avons vus, sur les pièces conservées dans l'acide chromique, autour des cellules nerveuses. Je regarde ces cavités comme une apparition artificielle, provenant du rétrécissement de la partie pariétale des vaisseaux sanguins et de la dénudation de la névroglie qui les entoure. On sait que Hiss (1) leur a donné le nom de *canaux périvasculaires*, en les rapportant aux lymphatiques. Ces cavités, d'après son opinion, sont en relation immédiate avec les cavités lymphatiques de la pie-mère, décrites par Fohman et par Arnold, comme se trouvant au fond du filet lymphatique de la pie-mère. Les canaux, nommés canaux périvasculaires, ne se voient pas toujours sur les pièces faites après la macération dans les liquides durcissants ; Frommann est de cet avis. Ils ne se rencontrent pas sur les pièces faites avec du tissu congelé, tandis que ce genre de pièces devrait sans doute présenter ces canaux sous l'aspect le plus clair si leur existence était une apparition normale. Hiss dit qu'il a vu des canaux périvasculaires sur les pièces faites avec du tissu nerveux frais ; mais comment comprendre ces paroles « tissu nerveux frais » et qui donnerait le moyen de pratiquer une coupe ? Vraiment le tissu frais, sans être d'abord durci comme on le sait, n'en offre pas le moyen ; ce n'est que la congélation, qui sert comme moyen durcissant, après laquelle le tissu nerveux, bon pour faire des coupes, pourrait être nommé tissu frais ; mais Hiss ne se servait pas de ce moyen. Quant aux injections faites à l'aide d'une piqûre à travers le tissu du cerveau, ce qui se produit pour prouver l'existence réelle des canaux périvasculaires, cela peut amener à des idées fausses, grâce à la possibilité de frayer artificiellement des passages par l'injection. Que cette masse injectée puisse facilement pénétrer entre les parois des vaisseaux et le tissu nerveux, c'est là un effet qui trouve son explication dans ce fait à savoir que c'est entre les vaisseaux et le tissu nerveux que la résistance à la pression exercée par la masse injectée est la plus faible. Eberth (2) montre que l'épithélium, vu dans les cavités lymphatiques et rapporté à leur partie externe, et s'approchant de la substance de la moelle, forme réellement la couche externe de l'enveloppe des vaisseaux

(1) *Schmidt's Jahrbücker*, n° 5, 1865, et *Histologie* de Kölliker 5e édit.
(2) *Virchow's Archiv*, XLIX. 1869.

sanguins, qu'il nomme *périthélium*, qui, suivant mes observations, comme je l'ai déjà dit, présente dans les vaisseaux capillaires les mêmes propriétés que la névroglie.

Roth (1) parle des filaments radiés (*limphreticulum*) dans les canaux périvasculaires, ajoutant que ces derniers deviennent plus larges pendant le rétrécissement des parois du vaisseau.

C. Golgi (2), dans ses articles sur la structure intime du cerveau, ainsi que des vaisseaux lymphatiques de cet organe, dit que la substance nerveuse se trouve en relation immédiate avec la partie pariétale des vaisseaux par l'intermédiaire de la névroglie, tandis que les intervalles vides qui se trouvent dans le cerveau et dans le cervelet, indiqués par Roth et par Eberth, se voient après la macération du tissu dans la solution d'acide osmique et sous l'influence successive de l'alcool ou dans la solution de bichromate de potasse. Plus loin, dans un autre chapitre, il décrit les canaux périvasculaires, comme étant des canaux, limités en dehors par une enveloppe très-fine et contenant des noyaux (*adventitia lymphatica*), et limités en dedans par la partie pariétale d'un vaisseau sanguin.

La grandeur de ces cavités varie aux différents âges de l'homme, ainsi que dans diverses régions du cerveau. Ainsi, elles sont plus larges chez les enfants (70 μ), et moins larges chez les adultes (62 μ); plus larges dans les hémisphères ; puis dans les corps striés (*corpora striata*), les tubercules optiques (*thalami nervi optici*), le cervelet (*cerebellum*), le pont de Varole (*pons Varolii*) et dans la lame criblée.

La largeur des cavités lymphatiques est en relation inverse avec celle des vaisseaux. L'état criblé décrit par Durand-Fardel (avec Bizzozero) comme un état pathologique chez les vieillards n'est autre chose, suivant lui, que l'élargissement des cavités lymphatiques. Les intervalles qu'ont trouvés Meckel

(1) *Zur Frage von der Bindesubstanz in der grosshirnrinde. Virchow's Archiv* 46 Band, Heft. II. 1869.

(2) J'ai cité les articles originaux des journaux italiens d'après *Centralblatt f. die med. Wissenschaft.* 1870, n° 34, et 1871, n° 23.

et Henle entre l'enveloppe limitante (rejetée par Golgi) et la substance du cervelet et regardées comme espaces lymphatiques, Golgi les considère comme des produits artificiels dus à l'influence des liquides durcissants, et à la pression du tissu cérébral (1).

Les vaisseaux lymphatiques ne communiquent pas avec le système lymphatique du corps.

Ripping (2) assure avoir vu un agrandissement très-considérable des canaux périvasculaires chez les aliénés.

Obersteiner (3), en injectant la masse, avait vu cette dernière passer autour des cellules nerveuses, où il admet aussi la présence de cavités lymphatiques péricellulaires (*lymphräume*). Ces cavités entourent, d'après son opinion, la cellule et les prolongements sous la forme d'intervalles vides, au milieu desquels se trouvent des corps lymphatiques. Il aurait vu ces cavités, même sans faire d'injections.

J'ai déjà parlé de ces cavités, comme d'une apparition artificielle, occasionnée par des liquides durcissants, — et tout au plus elles ont autant de droit, pour être nommées cavités lymphatiques, que les cavités périvasculaires.

Axel Key et Retzius, en niant la présence des cavités lymphatiques épicérébrales et épispinales (Hiss), affirment que la masse à injecter pénètre dans les organes centraux toujours à travers les prolongements internes de la pie-mère, et par conséquent par les enveloppes elles-mêmes couvrant les vaisseaux. La pie-mère, proprement dite, présente une sorte de barrière entre la masse à injecter et la substance de la moelle.

Quant à mes propres observations sur les cavités lymphatiques des organes centraux, j'en parlerai quand j'aurai fait la description de la structure de ces derniers. Ici je ferai remarquer seulement que la masse à injecter pénètre facilement d'un

(1) *Centralblatt. f. d. medic. Wiss.* 1872, n° 21.
(2) *Centralblatt. f. d. medic. Wiss.* 1870, n° 21.
(3) *Centralblatt.* 1870, n° 35.

espace sous-arochnaïdien, non-seulement à l'intérieur des organes centraux, dans le cerveau et la moelle épinière, par les prolongements de la pie-mère, mais aussi dans les nerfs périphériques, en remplissant ici les espaces intertubulaires et les réservoirs. J'ajouterai encore que la masse à injecter pénètre facilement de l'espace sous-arachnoïdien du cerveau dans les canaux de la moelle épinière (*Canalis medullæ spinalis*), qui, ainsi que les ventricules du cerveau, doivent, d'après mon opinion, être considérés comme de grands réservoirs du système lymphatique des organes centraux, avec lequel ils se trouvent en relation intime.

En terminant notre ouvrage, nous y ajouterons les résumés de tout ce que nous avons dit.

RÉSUMÉS

SUR LA MÉTHODE D'EXPLORATION DU TISSU NERVEUX. DE LA STRUCTURE DES RACINES DES NERFS SPINAUX ET DU TISSU NERVEUX DANS LES ORGANES CENTRAUX.

1° La congélation du tissu nerveux a la préférence sur tous les autres modes de durcissement du tissu, quand il est nécessaire que ce dernier soit examiné sur des coupes successives.

La congélation, dans son influence déterminée, n'altère ni les éléments du tissu nerveux, ni leurs rapports mutuels, et paraît, par conséquent, être l'unique moyen donnant la possibilité de voir sur des coupes le tissu nerveux réellement frais dans son état normal. Elle donne aussi la possibilité de juger, avec plus d'exactitude, l'influence des différents réactifs et des différentes colorations, nécessaires pour observer les éléments qui composent le tissu nerveux, si transparents et la plupart presque incolores, en conservant entre eux les rapports normaux.

La congélation s'effectue par la cristallisation du liquide qui se trouve dans le tissu nerveux ; sa quantité, le degré de la température nécessaire (sans parler de l'altération du tissu à cause de la putréfaction ou des altérations pathologiques) ont une influence dont il faut tenir compte si l'on veut avoir des pièces offrant l'aspect normal des éléments formés ainsi que leur relation mutuelle.

La composition du liquide qui existe dans le tissu a une influence sur la forme et la grandeur des cristaux formés, et par ces derniers, sur l'altération plus ou moins grande du tissu nerveux.

Mais en prenant un fragment assez considérable du tissu,

on trouvera toujours sur la pièce, des endroits qui ont échappé à cette influence, tandis qu'en cas de l'existence de la dernière, elle paraît non-seulement comme un expédient utile pour l'isolement des éléments figurés, mais aussi pour étudier les propriétés de ces derniers, quand ils se rompent.

La congélation, lorsqu'on la compare aux liquides durcissants, donne des résultats tout contraires. Tandis que tous les liquides durcissants, en attirant l'eau des éléments du tissu, diminuent le volume des éléments figurés, ce n'est qu'ainsi que ces derniers atteignent à leur but, la forte congélation agrandit leur volume qui ne varie point à la température basse modérée (—6° R — 10° R).

La facilité que l'on a de préparer les pièces avec du tissu congelé donne la possibilité d'explorer un organe quelconque du système nerveux en pratiquant des coupes successives, ne perdant aucune couche pour l'exploration, ce qui est, comme on le sait, tout à fait impossible dans les procédés ordinaires. La congélation donne le moyen d'avoir en peu de temps des collections très-considérables de pièces du tissu nerveux, ce qui est absolument nécessaire pour faire des déductions sur la structure de ce tissu.

Les pièces faites avec du tissu congelé peuvent servir de types pour l'étude comparative des autres méthodes d'exploration. Enfin, les idées sur les lésions pathologiques du tissu nerveux, obtenues par les coupes faites par la congélation, sont sans doute les idées qui méritent le moins de reproches.

Il n'est guère douteux que dans plusieurs idées, que l'on a émises sur les processus pathologiques du tissu nerveux, une grande part d'influence n'appartient pas à ces processus, mais bien aux modes d'exploration les plus usités.

Il est indubitable que chaque mode d'étude peut être employé dans les observations sur la structure du tissu nerveux, mais seulement en étudiant cette manière comparativement avec les autres; ainsi, une seule manière quelconque de traitement des pièces ne peut, en général, servir à tous les buts de l'exploration ; de là, la nécessité d'employer divers réactifs et diverses colorations, etc.

2° L'énorme quantité de pièces, préparées avec du tissu congelé, rendit nécessaire de recourir à la photographie ; celle-ci nous fournit non-seulement un moyen difficile à remplacer quand on veut une juste représentation des propriétés de la pièce, mais aussi elle permet de vérifier, d'après les figures qu'elle donne, l'opinion personnelle de l'observateur. Quelques-unes des altérations des éléments du tissu nerveux, qu'on n'a pu découvrir au moyen des autres modes d'examen, s'expliquent clairement par la réaction photographique.

La réception d'une photographie plus claire dans toutes ses parties, ou seulement dans quelques-unes des dernières, provient des différentes manières de photographier ; ces manières sont : la photographie à la lumière par transparence, à la lumière réfléchie et à la lumière monochromatique.

Ce n'est qu'avec la photographie par transparence qu'on obtient une figure avec tous les détails. Les pièces faites avec du tissu macéré dans les liquides durcissants donnent toujours la même figure, qu'on reçoit dans la photographie par réflexion, et par conséquent sans détails indispensables.

3° L'exploration des coupes du tissu nerveux congelé sans aucun réactif et sans aucune coloration a prouvé que nos idées sur la transparence des substances blanche et grise du tissu nerveux sont très-fausses. La substance grise paraît la plus transparente, et ce n'est que dans les explorations à la lumière réfléchie ou sous l'influence de la plupart des colorations, qu'elle paraît moins transparente que la substance blanche.

De la structure des racines des nerfs spinaux. — 1° Chaque nerf se compose d'un nombre variable de tubes ; ces tubes ont une forme pentagonale, ou le plus souvent hexagonale (pl. I, fig. 1, 2 *bis*, ainsi que les figures 3, 5, 6) ; la polygonalité se remarque après le dessèchement des pièces (fig. 4, 7, 8 et 9 de la pl. I, et fig. 11, 12 de la pl. II) ; on la remarque aussi sur les pièces, faites après la macération dans les liquides durcissants, si le tissu nerveux est desséché avant qu'on ne fasse les coupes (pl. II, fig. 13). L'élasticité de la myéline et la distension par celle-ci de la partie pariétale des tubes — telle est la cause pour laquelle la polygonalité des tubes ne paraît point sur les pièces fraîches et sur les pièces humides.

2° D'après leur grosseur, les tubes primitifs des nerfs de l'homme se divisent en quatre espèces : deux espèces de tubes sont des tubes gros, distingués au moyen de l'oculaire troisième et de l'objectif quatre de Hartnack, et les deux autres espèces sont des tubes fins, demandant pour les distinguer l'objectif n° 7. Il est indispensable de remarquer, que souvent les petits faisceaux primitifs des tubes les plus fins égalent, quant à leur volume, un gros tube primitif.

3° Chaque tube primitif a une partie pariétale (pl. I fig. 2 *bis*, 4, 8 (t) et les autres figures) qui renferment un tube distinct, le cylindre-axe [pl. I, fig. 1 (c) 4 (c'), 5 (c); pl. III, fig. 20 et 22 (c-c')] entouré de myéline (pl. I, fig. 1 (m) et les autres figures).

4° Le rapport mutuel des tubes primitifs est tel, que ces derniers sont très-nettement limités l'un de l'autre par l'espace intertubulaire, ayant dans certains endroits des élargissements particuliers, en forme de cavités étoilées, que j'ai nommés réservoirs (pl. I, fig. 9-r).

5° La coupe du nerf se partage facilement au moyen des aiguilles en tubes primitifs isolés, d'où il suit que ces derniers sont absolument exposés à la distension. La dilacération par les aiguilles peut même rompre l'aspect entier des tubes, et de cette manière les cylindres-axes se dénudent facilement, et souvent dans une étendue très-considérable (pl. II, fig. 18-c).

6° Les tubes primitifs, montés dans la glycérine ou le blanc d'œuf, se présentent tantôt avec un double contour large, tantôt avec un seul contour. Le même tube, suivant le différent état de la myéline dans sa distension, présente l'aspect d'un tube à double contour à une de ses extrémités, et à un seul contour à l'autre extrémité. C'est là un phénomène qui montre clairement, que le double contour ne peut pas être un caractère suffisant pour adopter une espèce de tubes (pl. II, fig. 14).

7° La surface externe des tubes se présente selon le mode d'exploration, tantôt striée longitudinalement (pl. II, fig. 16 (b), tantôt avec des noyaux très-nets (pl. III, fig. 23 et 24), tantôt enfin, avec des plis transversaux et obliques à double contour (pl. II, fig. 15). Les tubes, montés dans la glycérine, ont très-souvent l'aspect de couches transversales ou une transversalité rude et irrégulière, dépendant d'un raccourcisement de l'enveloppe propre.

8° L'apparition des filaments variqueux est due, dans les tubes primitifs, à l'amassement inégal, en forme de chapelets, de la myéline le long du tube.

En explorant les tubes primitifs au moyen de la dilacération du nerf par les aiguilles, le tube primitif a dans son étendue des sections particulières qui paraissent le diviser en segments de longueur différente de 1-2 ou plusieurs millimètres. Ces segments se limitent par un trait transversal bien visible, et souvent par des enfoncements plus ou moins profonds dans la partie pariétale (étranglements de Ranvier).

9° On voit sur les coupes transversales obliques ouvrant la cavité des tubes dans une grande étendue, que la partie pariétale a un aspect transversalement strié, (pl. II, fig. 11-h). Les stries transversales se trouvent de chaque côté du tube polygonal, disposées très-près l'une à côté de l'autre et se voient sur la surface externe, ainsi que sur l'interne. Les stries transversales d'un tube s'unissent immédiatement sur les limites ou dans les angles de ce tube avec les stries des côtés voisins. Elles ont lieu dans l'enveloppe propre des tubes.

10° Certains noyaux (pl. I, fig. 8-n; pl. III, fig. 23 et 24) se voient bien sur toute la surface externe des tubes sur les pièces desséchées ainsi que sur les pièces humides (au dernier cas, ils se voient clairement à l'aide des colorations). L'aspect fibrillaire ou nucléo-fibrillaire de la surface externe des tubes dépend des modes d'exploration, dont les uns montrent très-clairement la présence des noyaux (pl. I, fig. 8 ; pl. III, fig. 23 et 24), tandis que les autres, au contraire, présentent le même tissu sans noyau, et avec un aspect fibrillaire (pl. I, fig. 4, 9; pl. II, fig. 11, 12, 13 et 16 b'). Les noyaux oblongs-arrondis, renfermant des grains, sont disposés dans leur longueur surtout suivant une direction parallèle du tube. Des deux extrémités opposées du noyau sortent un et quelquefois deux prolongements. L'un des prolongements se dirige parallèlement à la longueur du tube, en s'unissant avec un prolongement tout pareil allant d'un noyau placé plus haut ou plus bas et se trouvant sur le même plan que le premier. Les noyaux avec leurs prolongements forment l'enveloppe externe des tubes. Ces noyaux existent non-seulement à la surface externe des tubes primitifs, mais aussi dans l'enveloppe qui entoure la réunion des faisceaux de tubes ou névrilème (*périnèvre* de Robin), ainsi que sur la surface externe des vaisseaux (*tunica adventitia*); ces noyaux se voient enfin dans les parois les plus fines des vaisseaux capillaires.

11° Les noyaux de l'enveloppe externe que nous venons de décrire et aussi les prolongements que j'y ai encore trouvés, sont les noyaux des cellules épithéliales. Les noyaux des dernières avec leurs prolongements, en se présentant dans un aspect isolé, sont examinés comme cellules indépendantes du tissu conjonctif, parce que les corps des cellules épithéliales se distinguent difficilement, grâce à leur transparence et à leur altérabilité. Le corps des cellules épithéliales paraît sous l'aspect d'une substance amorphe située entre les noyaux.

12° L'isolement des tubes par la dilacération à l'aide des aiguilles passe dans les limites de l'enveloppe externe. La même enveloppe a une très-grande distension dans les organes centraux (névroglie de Virchow, réticulum de Kölliker).

13° Dans tous les cas d'exploration longitudinale, les cylindres-axes se présentent comme des tubes fins, pâles et à double contour, dont le double contour le plus fin, formé par leur enveloppe propre, se distingue par sa clarté et par sa transparence (pl. II, fig. 18 c; pl. III, fig. 20 et 22 c).

14° Les contours des cylindres-axes souvent dénudés ne se présentent point lisses, mais rudes ou finement striés, ce qui provient d'un raccourcissement de leur enveloppe propre, raccourcissement semblable à celui qui a aussi lieu dans l'enveloppe externe des tubes nerveux primitifs.

15° Si dans la plupart des cas le contenu du cylindre-axe se présente sous l'aspect liquide, il sort pourtant quelquefois du cylindre-axe en forme d'une tige solide.

16° Les cylindres-axes, comme les tubes nerveux primitifs, reçoivent un aspect divers dans les pièces faites par coupes, suivant le rapport de la coupe pour leur masse à travers la partie pariétale. Si le cylindre-axe se présente ordinairement sous la forme d'un tube fin à double contour avec un diamètre égal dans toute sa longueur, il arrive aussi, dans ce mode d'exploration, d'y voir des élargissements sacciformes (pl. III, fig. 20). Les cylindres-axes sur les figures 20 et 22 de la planche III se présentent dénudés par la coupe d'un tube nerveux.

17° Les cylindres-axes se déchirent par une forte congélation, et alors, au niveau de ces déchirures, il y a des épaississements avec des fentes plus ou moins ouvertes. Le contenu du cylindre-axe prend quelquefois l'aspect d'une masse granuleuse, semblable à la myéline, comme on le voit sur la pl. I, fig. 1, 2, 2 *bis*. L'un des faits qu'on rencontre très-souvent dans les explorations sur les coupes des cylindres-axes c'est l'élargissement du bout du cylindre avec la formation des fentes.

18° Ce n'est que sur les pièces faites après dessiccation ou après l'emploi des liquides durcissants, que les cylindres-axes se présentent en vue de points ou avec des contours stellaires sur les coupes transversales (pl. I, fig. 4 (c), 9 (c); pl. II, fig. 11 et 12) et en vue de filaments sur les coupes longitudinales (pl. III, fig. 21). Sur les pièces fraîches et sur les humides, les cylindres-axes se présentent toujours avec un contour annulaire formant leur partie pariétale, limitant leur cavité (pl. I, fig. 1, 1', 2 et 3).

Quelquefois même dans ces modes d'exploration, le cylindre-axe, même sur les pièces desséchées, paraît comme un tube dans une exploration transversale (pl. I, fig. 4 c'; pl. II, fig. 13 c), par conséquent avec un contour annulaire.

19° Les cylindres-axes ont encore dans quelques endroits de leur longueur dans un tube nerveux primitif des prolongements transversaux, servant pour lier deux cylindres-axes, se trouvant l'un à côté de l'autre (pl. II, fig. 12-g ; pl. III, fig. 21). Il sort ordinairement d'un point de la longueur d'un cylindre-axe une branche transversale.

20° J'ai eu l'occasion de voir très-clairement sur les pièces fraîches et sur les pièces humides, dans la partie pariétale des cylindres-axes, en employant la coloration de fuchsine, des noyaux semblables à ceux du périnèvre, plus petits seulement que ces derniers. Les noyaux ont ici des prolongements allant dans une direction longitudinale du cylindre-axe, et donnant à leur enveloppe, comme à l'enveloppe externe des tubes primitifs, un aspect fibrillaire ou une striation longitudinale, surtout bien remarquable sous l'influence des liquides durcissants. En employant la coloration d'aniline, appelée dans le commerce Roth Rubin n° 1, j'ai observé la striation transversale dans les cylindres-axes, après la dilacération du tube primitif, par les aiguilles. On sait que Frommann et Grandry ont décrit cette striation transversale.

21° La myéline se présente sous divers aspects, ce qui dépend des modes de préparation de la pièce, ainsi que du mode d'exploration. Dans les pièces montées à l'état humide dans la résine de Dammar avec la térébenthine, elle a tantôt l'aspect de corps brillants, tantôt l'aspect d'une masse presque homogène avec une fine striation transversale.

22° La myéline en se débarrassant des tubes prend des formes très-variées sur les pièces montées dans la glycérine ou pendant l'exploration des tubes nerveux dans l'eau ; la myéline paraît en forme d'anneaux de diverse grandeur, des tubes, des filaments, ayant un double contour à cause de l'interférence de la lumière sur les bords, ainsi qu'en forme de figures plus compliquées, provenant de sa forme annulaire (pl. II, fig. 19). Toutes les formes indiquées sont connues sous le nom de figures ou formes de myéline. Les filaments à double contour des figures de myéline ont souvent de la ressemblance avec des tubes primitifs et même avec des cylindres-axes.

23° La décoction de cochenille avec l'acide azotique colore en jaune rougeâtre les cylindres-axes et la partie pariétale des tubes primitifs ; mais ce qui est remarquable, c'est que la myéline ne se colore pas de la même façon dans sa masse entière, il en est de même si l'on colore la même pièce encore par une faible solution de fuchsine, mais il y paraît très-distinctement sur les coupes transversales des tubes une figure stellaire, formée par les endroits colorés de myéline, comme on le voit sur la fig. 7 m. de la pl. I. Les endroits colorés forment des rayons, allant de chaque coin d'un tube, vers le cylindre-axe, et partageant de la sorte le tube en parties non colorées triangulaires s'approchant mutuellement par leurs bords du cylindre-axe. Chaque rayon lui-même paraît en forme d'un coin à sommet aigu, dirigé vers le cylindre-axe, tandis que la base de ce coin se dirige vers la périphérie du tube primitif.

24° L'acide picrique et l'acide osmique sont les meilleures colorations pour la myéline ; ils lui donnent leur couleur, malgré les autres colorations qu'on emploie en même temps et qui agissent particulièrement sur les autres éléments des tubes.

25° La myéline se compose de deux substances, qui se colorent par différentes colorations. L'exploration la plus minutieuse de la myéline montre sa structure moléculaire. La myéline se présente en couches ou transversalement striée dans les pièces fraîches, montées à l'état humide dans la résine de Dammar, ainsi que dans les pièces montées dans la glycérine. On peut voir dans bien des cas, que chacune des couches de myéline se forme régulièrement au moyen de corps brillants très-serrés disposés en rangées entourées d'une substance amorphe, comme nous le voyons dans la disposition des *sarcous éléments* de Bowman. La myéline se distingue par sa polarisation, qui est un excellent moyen pour dénoter sa présence.

26° Réunissant les observations fournies par les divers modes d'exploration de la myéline, à peine est-il permis de supposer que l'enveloppe formée par la myéline se compose d'anneaux, placés l'un dans l'autre, disposés très-étroitement dans une direction transversale vers l'axe longitudinal du tube et formant de cette manière l'épaisseur de l'enveloppe de myéline. L'anneau intérieur entoure immédiatement le cylindre-axe. Une rangée d'anneaux pareils compliqués, se disposant l'un auprès de l'autre, forme l'enveloppe de myéline, conforme à la direction longitudinale des tubes nerveux primitifs. En outre, chaque anneau simple, isolé, se compose de parties solides (cristaux), entourées de la substance liquide de myéline. Les cristaux ou la substance liquide, qui les sépare, peuvent donner à la myéline, sur une coupe transversale une striation transversale, visible même sans polarisateur.

27° Les tubes primitifs, en se joignant mutuellement, forment des faisceaux primitifs de divers volume, entourés d'une enveloppe, nommée névrilème ou périnèvre, ayant toutes les propriétés d'une enveloppe externe des tubes. Les faisceaux primitifs forment des faisceaux secondaires et ces derniers, à leur tour, forment des faisceaux tertiaires.

L'enveloppe entourant les deux dernières espèces de faisceaux diffère seulement par la présence des filaments élastiques, dont le nombre est plus grand dans l'enveloppe des faisceaux tertiaires que dans celle des faisceaux secondaires. Le névrilème des racines de la moelle épinière est une prolongation de la pie-mère (*pia-mater*) de la moelle épinière. La dure-mère spinale (*dura-mater*) forme aux racines une enveloppe externe solide.

28° Le nombre et la grosseur des faisceaux sont bien différents, mais les faisceaux sont généralement plus épais dans les racines postérieures que dans les racines antérieures.

29° Les racines antérieures se composent de deux genres des tubes gros : les uns et les autres se distinguent très-nettement, même avec un faible grossissement (oculaire 3, objectif 4 de Hartnak), d'où il résulte que les faisceaux des racines antérieures ont l'aspect de faisceaux homotubulaires (pl. I, fig. 4, 8; pl. II, fig. 12).

30° Les racines postérieures se composent de quatre espèces de tubes de diamètre différent; deux de ces espèces (tubes fins) l'emportent en quantité sur les autres. Ces derniers ne se voient pas, avec le grossissement que nous venons d'indiquer. Ainsi les faisceaux des racines postérieures ont les propriétés des faisceaux hétérotubulaires (pl. I, fig. 2 *bis*, 3, 6, 9; pl. II, fig. 10).

Quoique les tubes fins dans les racines postérieures soient disséminés parmi les tubes gros, la plupart se trouvent en faisceaux.

31° Parmi les tubes gros qui entrent dans la composition des racines postérieures, il y a une espèce de tubes gros, se distinguant des autres par des cylindres-axes très-fins, qui se colorent pourtant beaucoup plus difficilement. C'est pourquoi ces tubes se présentent comme ne contenant pas de cylindres-axes. Les mêmes tubes existent dans les nerfs sympathiques, pourtant sans se mêler à d'autres tubes plus fins, formant des faisceaux distincts.

32° Les vaisseaux sanguins se distribuent parmi les faisceaux sous forme d'un filet ténu, pénétrant très-rarement dans les faisceaux primitifs. Il n'est guère douteux que l'espace intertubuleux et les réservoirs servent à la pénétration du plasma nutritif du sang vers les tubes primitifs et doivent être admis au système lymphatique.

33° La ligature des nerfs, faite chez les animaux vivants, produit un élargissement des cavités des cylindres-axes, à cause de quoi, ayant encore en vue la structure des cylindres-axes, il faut accepter que ces derniers contiennent un liquide, ayant un certain mouvement.

De la structure du tissu nerveux des organes centraux. — 1° On voit déjà dans les racines des nerfs spinaux la représentation des éléments formés des organes centraux : les prolongements des cellules nerveuses comme cylindres-axes des tubes primitifs des nerfs périphériques, la myéline et l'enveloppe contenant des noyaux. La dernière, qui forme l'enveloppe externe des tubes primitifs des nerfs périphériques et de leurs faisceaux, porte, dans les organes centraux, le nom de névroglie, servant de substratum dans la distribution de leurs éléments figurés.

2° Le tissu nerveux propre dans les organes centraux est composé d'une substance tubulaire ou fibrillaire, comme on la nomme encore, de substance cellulaire et de myéline.

3° Toute la substance tubuleuse ou fibrillaire du tissu nerveux des organes centraux et périphériques du système nerveux se renferme dans les formes suivantes :

a. Tubes primitifs de la substance grise ou les cylindres-axes dénudés (substance grise fibrillaire).

b. Tubes primitifs de la substance grise entourés de myéline (tubes primitifs de la substance blanche des organes centraux et quelques nerfs du cerveau : nerf optique, nerf olfactif).

c. Tubes primitifs de la substance grise entourés de myéline et d'une enveloppe de névroglie (substance blanche des organes centraux).

d. Tubes primitifs de la substance grise entourés de myéline, d'une enveloppe propre et d'une enveloppe externe (tous les nerfs de la moelle épinière).

4° La substance cellullaire du tissu nerveux se compose de cellules nerveuses qui diffèrent par leur structure.

5° Tous les nerfs périphériques doivent être rapportés à la substance blanche du tissu nerveux, ils en diffèrent par la présence de la myéline, qui entoure les éléments fibrillaires.

6° La substance blanche paraît dans les organes centraux sous deux formes :

a. En forme de cylindres-axes, entourés de myéline et d'une enveloppe externe (pl. V. fig. 1, 2, 3) (substance blanche de la moelle épinière, de la moelle allongée et d'autres ganglions centraux).

b. En forme de cylindres-axes entourés de myéline, formant des faisceaux entourés d'une enveloppe contenant le noyau de la névroglie.

7° En comparant la structure des tiges nerveuses dans les racines des nerfs spinaux à la substance blanche des organes centraux, la différence entre elles dépend de l'absence des enveloppes propres dans les tubes primitifs des organes centraux, de la présence ici de réservoirs en plus grande quantité et de l'absence de prolongements transversaux établissant une communication entre les cylindres-axes.

8° La substance corticale du tissu nerveux comme couche distincte de ce dernier est une apparition artificielle de l'influence des liquides durcissants.

9° La substance gélatineuse centrale ou épendyme est toujours la même névroglie des organes centraux, sortant de la surface libre du tissu nerveux (pl. VII, fig. 30 ; pl. VIII, fig. 39).

10° Les cellules nerveuses sont les principaux éléments figurés du tissu nerveux ; ils ont une relation immédiate avec les éléments tubuleux ou éléments ayant l'aspect fibrillaire du tissu nerveux des organes centraux et périphériques du système nerveux.

11° Les cellules nerveuses avec leurs prolongements dénudés composent toute la substance grise fibrillaire du tissu nerveux.

12° Les cellules nerveuses sont des cellules, ayant une enveloppe propre ou privées de cette dernière ; elles possèdent dans quelques régions, outre leur enveloppe propre, une enveloppe externe de névroglie. Entre cette dernière et la cellule nerveuse, on voit des cavités artificielles sur les pièces, faites après la macération dans les liquides durcissants (pl. VI, fig. 19).

13° Les cellules nerveuses ont dans leur composition, outre le corps de la cellule, un noyau et un nucléole (pl. V, fig. 5, 8, 10; pl. VI, fig. 11, 12, 13, 14, 16, 18, 20; pl. VII, fig. 23, 26, 27, 28; pl. VIII, fig. 31, 32 et 40). Le noyau du nucléole (*nucleololus*) est probablement une cavité du noyau. La plupart des cellules renferment encore un certain corps jaune ou noyau jaune (pl. V, fig. 6, 8 (*x*); pl. VI, fig. 13, 14).

14° Le corps de la cellule, le noyau et peut-être aussi le corps jaune de la cellule sont pourvus de prolongements. (Prolongements de noyau: pl. VI, fig. 11 (*k*), fig. 12 (*d*), fig. 13 (*c*), fig. 20 (*m m'*); pl. VII, fig. 26, 27, 28; pl. VIII, fig. 31 (*z*), 32 (*c*), 40. Prolongements de corps : pl. V, fig. 6, 8; pl. VI, fig. 12, 16, 18; pl. VII, fig. 22, 24, 25, 29; pl. VIII, fig. 36 et 41).

15° Le noyau de la cellule se renferme dans une cavité périnucléaire, (*cavum perinucleare*) qui quelquefois paraît très-agrandie dans son volume (pl. VI, fig. 12, 17, 18 (*q*); pl. VII, fig. 21, 23 (*p*), par exemple sous l'influence de la strychnine et de l'hydrate de chloral sur le système nerveux. Dans l'exploration de la cellule en coupe de sa masse, le noyau de la cellule peut être déplacé par la pression d'un verre couvrant sa cavité périnucléaire, ainsi que d'y entrer de nouveau, aussi par pression.

16° Le protoplasma du corps de la cellule se compose de deux substances réfractant différemment la lumière et se rapportant aussi différemment pour les colorations.

17° L'enveloppe propre des cellules passe immédiatement dans la partie pariétale de leurs prolongements de corps; elle renferme de très-petits noyaux ayant des prolongements et donnant quelquefois une striation longitudinale à ces parties.

18° Les prolongements des cellules nerveuses montrent toutes les propriétés des tubes comme les cylindres-axes des nerfs périphériques.

19° Le noyau de la cellule se présente comme sa partie la plus transparente; toutefois, le corps et le nucléole sont également transparents. Les colorations en général agissent de telle façon que le noyau a la couleur la plus foncée ; les corps jaunes ne se colorent pas.

20° La transparence des parties de la cellule ainsi que la couleur normale sont sujettes à s'altérer par l'action des différents processus pathologiques ; il faut dire en partie la même chose des colorations qui se rapportent souvent d'une manière diverse aux parties de la cellule. La coloration par la cochenille et l'acide picrique chez les animaux empoisonnés par la strychnine, ainsi que chez les personnes mortes de la jaunisse, colore le noyau de la cellule en violet, et le corps en jaune brunâtre ; dans les autres cas, le noyau reçoit aussi une couleur jaune brunâtre.

21° L'exploration des cellules par la réaction photographique procure le moyen de montrer quelques altérations pathologiques dans les cellules. Nous devons mentionner par exemple : l'altération de leur transparence peu visible même à l'œil armé du microscope, la disparition des noyaux (pl. V, fig. 9; pl. VI, fig. 17; pl. VII, fig. 21). Il est très-remarquable que la réaction photographique montre la présence d'un noyau avec son prolongement dans la masse de la cellule, dans les cas où on ne les distingue pas quelquefois avec le microscope.

22° Les cellules nerveuses se présentent comme des éléments figurés différents dans divers endroits des organes centraux. La différence entre les cellules nerveuses dépend :

a. De la présence ou de l'absence des enveloppes externes ;

b. De la présence ou de l'absence d'enveloppes propres ;

c. De l'existence des prolongements de corps et des prolongements de noyaux ou des derniers seulement ;

d. Du rapport du prolongement de noyau, ou prolongement de corps avec les autres parties qui entoure la cellule ;

e. Du nombre des prolongements, de la corrélation qui existe entre les prolongements, la forme du noyau et celle du corps, ainsi que de leur ramification ;

f. De la présence des corps jaunes dans quelques-unes des cellules bien déterminées et de leur absence dans les autres.

g. Du rapport des cellules avec les autres cellules ;

h. Du rapport des prolongements des cellules avec la substance blanche des organes centraux et des nerfs périphériques ;

i. De la présence dans les cellules nerveuses d'une pigmentation particulière, donnant à toutes les parties de la cellule une couleur toujours brune (*substantia nigra*).

23° L'enveloppe externe de la névroglie se trouve dans le sens d'une enveloppe réelle, seulement auprès des cellules nerveuses des ganglions des racines postérieures, tandis que dans les autres endroits elle paraît comme un tissu spongieux renfermant des cellules nerveuses, et n'entoure comme enveloppe que quelques-uns des prolongements des cellules nerveuses.

24° L'enveloppe propre n'existe point dans quelques-unes des cellules nerveuses des circonvolutions des hémisphères et du cervelet, dans la substance gélatineuse des cornes postérieures. Ces mêmes cellules, en se touchant étroitement par leurs corps, n'ont seulement que des prolongements de noyaux.

25° Les cellules nerveuses sont pourvues, tantôt de prolongements de noyaux, et en même temps de prolongements de corps.

26° Les prolongements de noyaux, tantôt sortent libres en dehors des limites du corps de la cellule, tantôt le prolongement de noyau pénètre en dedans du prolongement de corps (pl. VII, fig. 27).

27° Les cellules nerveuses, considérées au point de vue du nombre des prolongements de corps, se divisent, d'après Jakoubovitch et Ovsiannikoff, en cellules monopolaires, cellules bipolaires et multipolaires.

28° La forme des cellules dépend du nombre des prolongements ; elle est ronde et quelquefois diversement anguleuse. Il faut dire la même chose de la forme du noyau.

29° Le plus grand nombre des prolongements de corps que j'ai rencontré c'est huit ; celui des prolongements de noyau est de quatre.

30° Je n'ai point vu de ramifications dans les prolongements de noyau; tandis que dans les prolongements de corps, il y a des prolongements ramifiés et des prolongements non ramifiés. Le nom « axiscylindrique » donné par Deiters au prolongement non ramifié, ne répond point au but, parce que le prolongement non ramifié paraît non-seulement comme un cylindre-axe dans la substance blanche, mais sert aussi indubitablement pour la jonction des cellules (pl. VII, fig. 24, 25; pl. VIII, fig. 36 et 41).

31° Relativement à la présence des prolongements ramifiés et des prolongements non ramifiés, mes observations m'autorisent à poser les conclusions suivantes :

a. Les cellules nerveuses sont formées, tantôt seulement de prolongements non ramifiés, par exemple dans les cellules des ganglions des racines postérieures, tantôt à la fois des prolongements ramifiés et des prolongements non ramifiés (par exemple, dans les cellules des cornes antérieures de la moelle épinière).

b. La présence infaillible dans la cellule d'un prolongement non ramifié au milieu d'autres ramifiés, n'est jamais une marque générale dans les endroits indiqués par Deiters.

J'ai vu dans les cornes antérieures de la moelle épinière une cellule ayant deux prolongements non ramifiés, qui devenaient cylindres-axes des nerfs périphériques.

c. On ne sait pas encore positivement si les prolongements ramifiés deviennent des cylindres-axes ou non.

d. Les prolongements de corps ramifiés et les prolongements non ramifiés, n'ont point de diversité dans leur structure; l'aspect singulier d'un prolongement devenant cylindre-axe dépend de l'addition de la myéline ou de l'enveloppe externe à la fois.

e. Je n'ai jamais vu le second système des prolongements axiscylindriques de Deiters.

32. Les corps jaunes se trouvent dans un grand nombre de cellules nerveuses, sous forme de grands noyaux ovales. Ils ne se rencontrent pas dans les cellules de la substance gélatineuse

des cornes postérieures, des circonvolutions des hémisphères et du cervelet. La pigmentation des cellules nerveuses dépend de l'altération des corps jaunes.

33° Mes observations m'ont donné le droit de poser les conclusions suivantes sur le rapport mutuel des cellules nerveuses :

a. Les cellules nerveuses en se touchant mutuellement par leurs corps, forment des couches de substance grise, là où elles n'ont point d'enveloppes propres, on ne voit bien que les noyaux, tandis que les corps se présentent sous forme d'une substance finement granuleuse (couche externe de la substance grise dans les circonvolutions des hémisphères et du cervelet).

b. Les cellules nerveuses s'unissent ensemble par des prolongements de corps, ainsi que par les prolongements des noyaux. La conjonction des corps au moyen des prolongements est montrée dans les pl. VII, fig. 22, 24, 25, 29 ; pl. VIII, fig. 36 et 41). La jonction, au moyen des prolongements de noyau, se voit sur les pl. VI, fig. 20; pl. VIII, fig. 32.

c. La jonction au moyen des prolongements de corps est très-répandue. On trouve quelquefois plusieurs jonctions dans une partie limitée de la pièce.

d. Les cellules homogènes, ainsi que les cellules hétérogènes, s'unissent entre elles au moyen des prolongements de corps.

e. On peut voir dans plusieurs endroits l'anastomose des cellules en forme de chaîne, et dans les autres endroits en forme de mailles, produisant une disposition en mailles de la substance grise (pl. VIII, fig. 34, 36, 37).

f. Quelquefois une cellule s'anastomose avec une autre, non pas au moyen d'un seul prolongement de corps, mais au moyen de deux prolongements (pl. VII, fig. 24).

g. L'anastomose des cellules qui se découvre le plus facilement, c'est l'anostomose au moyen des prolongements non ramifiés.

h. En s'anastomosant au moyen des prolongements dénudés, les cellules nerveuses s'anastomosent encore par des prolongements entourés de myéline, ou encore par l'enveloppe externe, c'est-à-dire au moyen de la substance blanche du tissu nerveux.

i. Pour prototype des conjonctions des cellules au moyen des prolongements de corps sert leur liaison par leur corps. Avec le développement suivant du tissu nerveux, les cellules se séparent par la substance blanche, d'où provient l'élongation successive des prolongements par lesquels elles communiquent.

j. L'anastomose des cellules par l'intermédiaire des prolongements de noyaux est rare, ce qui s'explique clairement par la rencontre exceptionnelle des circonstances favorables pour l'apparition de ce fait dans l'exploration du tissu sur des coupes ou d'une autre manière.

k. Comme prototype des anastomoses des cellules au moyen des prolongements de noyaux, sert le contact de deux noyaux dans une cellule avec une séparation incomplète du corps de la dernière, et donnant le droit de supposer ici une cellule divisée, ainsi qu'en une cellule non divisée avec la présence de deux noyaux à l'intérieur. J'ai vu dans la cellule deux noyaux anastomosés par un court prolongement.

l. Quelques-unes de mes observations donnent le droit d'admettre l'anastomose des cellules au moyen d'un prolongement de corps, renfermant un prolongement de noyau (pl. VII, fig. 28).

34. Du rapport des prolongements des cellules nerveuses avec la substance blanche.

a. Un ou plusieurs des prolongements de corps paraissent comme cylindres-axes de la substance blanche du tissu nerveux, ainsi que des nerfs périphériques, en s'entourant de myéline ou d'une ou de plusieurs enveloppes à la fois.

b. Les prolongements de noyau paraissent-ils comme des cylindres-axes ? On ne sait.

c. L'absence d'enveloppes propres dans les tubes primitifs de la substance blanche des organes centraux laisse supposer que ces enveloppes propres paraissent après la sortie des tubes primitifs au dehors des limites des organes centraux.

d. Je n'ai jamais vu des prolongements ramifiés paraissant comme cylindres-axes, ainsi que le second système de prolongements ou axiscylindriques de Deiters.

e. Les nerfs périphériques se composent de tubes primitifs, dont les cylindres-axes atteignent jusqu'aux groupes des cellules homogènes ou des cellules hétérogènes.

f. Les groupes, ou nids des cellules nerveuses, donnant naissance aux nerfs périphériques, s'anastomosent en plusieurs endroits avec d'autres groupes de cellules, donnant naissance à d'autres nerfs au moyen d'une substance grise disposée en maille des cellules nerveuses anastomosées.

35. On ne sait pas encore si ce sont toutes les cellules nerveuses qui ont un rapport immédiat avec la substance blanche au moyen de quelques-uns de leurs prolongements, ou s'il existe des groupes de cellules en rapport seulement avec d'autres cellules nerveuses.

J'ai vu une fois la conjonction d'un prolongement de corps d'une cellule nerveuse dans les cornes antérieures de la moelle épinière de l'homme avec le noyau de la névroglie.

36. L'aspect particulier de cellules nerveuses a lieu dans la *substantia nigra*, où les cellules paraissent colorées en brun dans toute leur structure (pl. VIII, fig. 37).

37. Outre les éléments figurés, décrits, il y a encore dans le tissu nerveux des corps amyloïdes ou gélatineux, ainsi qu'un tissu épithélial.

38. Les corps amyloïdes ou gélatineux paraissent être des éléments très-altérables d'après leurs propriétés, ainsi que d'après leur quantité, existant partout avec la névroglie dans la substance blanche ainsi que dans la grise (pl. VIII, fig. 39, *n*), et donnant une transparence toute particulière à la dernière. Quelquefois ils ont des noyaux et des prolongements. Sûrement ils doivent être rapportés aux éléments normaux, en raison

de leur présence constante dans quelques-uns des nerfs du cerveau et de la moelle allongée (par exemple, le nerf acoustique), ainsi que dans le tissu nerveux des organes centraux, quoiqu'ils paraissent dans le dernier en quantité très-variable.

39. Le tissu épithélial couvre les cavités intérieures libres des ventricules du cerveau et du canal de la moelle épinière (pl. VII, fig. 30, E). Les cellules de ce tissu ont beaucoup de ressemblance avec les cellules de la névroglie, ne se différenciant des noyaux de la dernière, que par un plus grand volume de leurs noyaux, par une disposition plus serrée et par l'absence des prolongements dans les noyaux.

40. La substance grise est plus abondamment pourvue de vaisseaux sanguins que la substance blanche (pl. VIII, fig. 38). Les vaisseaux capillaires forment quelquefois des petites mailles; si petites, que chacune d'elles ne renferme qu'une seule cellule nerveuse ou que quelques-unes.

41. Les canaux périvasculaires de His sont une apparition artificielle due à l'influence des liquides durcissants.

42. Les espaces intertubulaires et les réservoirs sont des cavités lymphatiques dans la substance blanche du tissu nerveux.

43. La masse, injectée dans l'espace sous-arachnoïdien du cerveau, pénètre non-seulement dans les substances blanche et grise de la moelle épinière, ainsi que dans les nerfs périphériques, mais encore dans le canal de la moelle épinière (*Canalis medullæ spinalis*).

44. Le canal de la moelle épinière, ainsi que les ventricules du cerveau, doivent être rapportés aux grands réservoirs lymphatiques du système nerveux.

EXPLICATION DES PLANCHES

PLANCHE I.

Fig. 1, 1′, 2, 3, 3′, 5 et 6. — Coupes transversales des nerfs frais et humides, montées dans la résine de Dammar avec la térébenthine, excepté la fig. 6, — montée dans la glycérine. — Elles présentent la gradation des altérations survenant dans les nerfs quand ces derniers perdent leur humidité normale, ou qu'ils sont desséchés. Fig. 1, représente une pièce avec la plus grande quantité de parties liquides, et la fig. 5 — avec la moindre quantité de celles-ci, — état qui s'approche du plein desséchement.

Fig. 4, 7, 8, 9. — Elles montrent l'aspect du nerf dans son complet desséchement, avec l'emploi de différentes colorations ayant une influence sur l'altération de l'aspect des nerfs.

Le grossissement à l'aide duquel les figures sont faites est indiqué de la manière suivante : Le nombre entier montre le N° de l'oculaire, le numérateur le N° de l'objectif de Hartnack ; le dénominateur montre en centimètres la distance entre les parois antérieure et postérieure de la camère photographique. Là, où le nombre entier n'est pas indiqué, la photographie se produit sans oculaire. Les lettres inscrites au-dessus de toutes les figures ont la signification suivante :

c et *c′*, cylindre-axe. — *m* et *m′*, myéline. — *t*, partie pariétale du tube nerveux primitif. — *n*, noyaux de l'enveloppe externe du tube nerveux primitif. — *e*, un nid de noyaux. — *r*, les intervalles stellaires entre les tubes primitifs ou réservoirs.

Fig. 1, 1′, 2, 3, 3′. — Coupes transversales des cornes postérieures d'un chat ; fig. 1′ et 3′ : gross. $3\,\frac{9}{20}$; fig. 1, gross. $3\,\frac{9}{19}$; fig. 2, gross. $3\,\frac{7}{9}$. *C*, la cavité du cylindre d'axe, limitée sur le dessin d'un contour foncé. La pièce sur la fig. 2 commence à perdre son humidité.

FIG. 4. — La pièce représente les racines antérieures d'un homme. Elle est colorée par la fuchsine et par l'acide picrique : gross. 3 $\frac{8}{18}$. Parmi les cylindres-axes ayant reçu, après le dessèchement, un contour (*c*) pointillé, irrégulier, on en voit plusieurs autres qui ont conservé leur forme arrondie, sans rétrécissement de leur partie pariétale (*c'*); la cavité de ces cylindres-axes est exprimée sur le dessin par une couleur blanche, et leur enveloppe par un double contour fin.

FIG. 5. — La pièce représente le tronc du *nerf brachial* d'un chat; pièce fraîche, incolore et à demi-humide, montée dans la résine de Dammar : gross. 3 $\frac{10}{18}$. Quelques-uns des cylindres-axes ont encore conservé le contour annulaire (*c*), et quelques-uns ont reçu divers contours à cause du rétrécissement de leurs parois.

FIG. 6. — Coupe transversale des racines postérieures de l'homme; la pièce, fraîche et humide, est montée dans la glycérine : gross. $\frac{8}{18}$.

FIG. 7. — Des racines antérieures de l'homme; la pièce est colorée avec la cochenille et l'acide azotique, ayant donné un contour stellaire à la myéline (*m*) : gross. 3 $\frac{8}{18}$.

FIG. 8. — Coupe transversale des racines antérieures d'un homme; la coloration par l'aniline a découvert la présence des noyaux dans l'enveloppe externe des tubes primitifs : gross. 3 $\frac{7}{23}$.

FIG. 9. — Racines postérieures d'un cheval; coloration par la cochenille avec l'acide acétique : gross. $\frac{5}{60}$; *c*, cylindres-axes; *r*, réservoirs.

PLANCHE II.

FIG. 10-14. Coupes transversales des nerfs montés après être desséchés dans le baume de Canada. — Fig. 14-18. Tubes nerveux dans la direction longitudinale, en dilacérant le nerf à l'aide des aiguilles, et montés dans leur état humide avec le blanc d'œuf ou la glycérine.

Fig. 10. — Racines postérieures de l'homme ; coloration par la cochenille additionnée d'acide acétique : gross. 3 $\frac{7}{23}$.

Fig. 11. — Coupe oblique des tubes des racines d'un cheval ; coloration par la cochenille additionnée d'acide acétique et de picrine : gross. 3 $\frac{8}{18}$; *h*, striation transversale de l'enveloppe propre ou de l'enveloppe de Schwann.

Fig. 12. — Coupe transversale des racines antérieures d'un cheval ; la pièce est colorée par la cochenille additionnée d'acide acétique : gross. 3 $\frac{7}{8}$. On aperçoit sur les cylindres-axes les prolongements transversaux établissant une communication entre les tubes indiqués par la lettre *g*.

Fig. 13. — Coupe transversale des racines antérieures d'un homme, mort d'ataxie locomotrice. La pièce est préparée après une courte macération dans l'acide chromique, et montée dans la gélatine : gross. $\frac{7}{65}$. On aperçoit auprès de la lettre *c* un large contour annulaire du cylindre-axe.

Fig. 14. — Tubes primitifs des racines antérieures d'un homme. La pièce est montée dans le blanc d'œuf : gross. $\frac{9}{65}$. Le tube *d* se présente avec un seul contour à une de ses extrémités, à cause de l'altération de la myéline qui masque le cylindre-axe, et à l'autre extrémité avec un double contour bien net.

Fig. 15. — Racines antérieures d'un homme mises dans le blanc d'œuf : gross. $\frac{9}{65}$. On voit sur le tube supérieur des stries transversales, longitudinales, s'étant formées dans l'enveloppe propre par suite de la distension pendant la préparation de la pièce, en dilacérant les tubes à l'aide des aiguilles.

Fig. 16. — Pièce représentant les racines postérieures d'un homme ; préparée comme la précédente : gross $\frac{9}{65}$. On voit auprès des tubes inférieurs (*b*) la striation longitudinale dans leur enveloppe externe. On voit dans plusieurs endroits de la pièce des globules ou cellules du sang.

Fig. 17. — Racines du lynx. La pièce est colorée par l'aniline et mise dans la glycérine : gross. 3 $\frac{3}{18}$. On voit dans l'un des tubes les plis transversaux formés artificiellement par la distension durant la préparation de la pièce ; on aperçoit auprès de la lettre *c* un cylindre-axe.

Fig. 18.—Du lynx. La pièce est préparée comme la précédente : gross. 3 $\frac{8}{18}$; *p*, la partie pariétale d'un tube primitif ; *c*, cylindre-axe sortant comme une tige allongée.

Fig. 19. — Elle montre les figures de la myéline parues dans la glycérine en sortant des tubes primitifs de la substance blanche de la moelle épinière ; gross. $\frac{9}{65}$.

PLANCHE III.

Fig. 20, 21, 22. — Coupes longitudinales des tubes nerveux primitifs. Les cylindres-axes sont dénudés par coupes. Fig. 23 et 24, tubes primitifs dans la direction longitudinale ; les pièces sont préparées par la dilacération des nerfs avec les aiguilles.

Fig. 20 et 22. — Pièces fraîches et humides des racines antérieures d'un chat ; elles sont mises dans la térébenthine avec la résine de Dammar : gross. 3 $\frac{9}{20}$; *c*, cylindre-axe ; *c'*, cavité du cylindre-axe ; *p*, partie pariétale d'un tube nerveux primitif sectionné.

Fig. 21. — Une coupe tout à fait semblable à celle des dessins précédents. Pièce des racines d'un cheval ; cette pièce, après être colorée par la cochenille avec l'acide acétique et après être desséchée, a été montée dans le baume de Canada : gross. $\frac{4}{65}$. On aperçoit dans le tube *g* un prolongement transversal communiquant du cylindre-axe.

Fig. 23. — Racines antérieures d'un chien. La pièce est colorée avec l'aniline et montée, après dessiccation, dans le baume de Canada : gross. $\frac{7}{50}$ On voit des noyaux dans l'enveloppe externe des tubes.

Fig. 24. — Embryon humain d'un mois ; la pièce est faite après la macération dans l'esprit-de-vin, colorée avec l'aniline et montée, après être desséchée, dans le baume de Canada : gross. 3 $\frac{9}{18}$.

PLANCHE IV et figure 24 *bis* de la PLANCHE III.

Toutes les pièces suivantes, fig. 24 *bis*, 25, 26, 27 et 28, ont pour but de montrer la réaction photographique du tissu nerveux selon les divers procédés photographiques et les divers modes de préparation des pièces. La règle suivante, fondamentale, sert pour éclaircir la réaction photographique : le dessin photographique de la pièce vient d'une telle manière que les endroits les plus transparents paraissent sur le négatif avec la couleur la plus foncée, c'est-à-dire la décomposition de l'argent iodique est plus complète dans ces endroits sur le négatif, et réciproquement, les endroits non transparents de la pièce s'expriment sur le négatif par des endroits clairs. Quant au positif, il présente la pièce sous son aspect normal, relativement au placement des parties claires et des parties foncées, par conséquent les parties foncées du négatif répondrons à la couleur blanche du dessin positif, et les parties transparentes à la couleur foncée du positif.

Fig. 24 *bis* de la pl. III, et fig. 25 de la pl. IV.—Elles représentent la même pièce, coupe transversale du milieu de la moelle allongée de l'homme ; cette coupe, après être colorée par la cochenille et l'acide acétique et après être desséchée, est montée dans le baume de Canada : gross. 5 fois. Fig. 24 *bis*, photographiée à la lumière réfléchie, en plaçant un écran noir au-devant de la pièce ; et la fig. 25, photographiée par transparence au moyen de la lumière passant au travers la pièce, ayant le ciel pour fond. Le placement de l'écran noir a donné à la substance grise de la pièce, comme substance la plus transparente, surtout à la substance gélatineuse de la fosse rhomboïdale (fig. 24 *bis*, R), la couleur la plus foncée.

Fig. 26. — Coupe transversale de la moelle épinière d'un homme ; la pièce est colorée avec la cochenille et l'acide acétique et montée après dessiccation dans le baume de Canada : gross. 5 fois; photographiée par transparence.

Fig. 27. — Dessin fait par transparence du dessin négatif de la fig. 26, avec un faible grossissement comparativement au dernier.

Ce dessin a pour but de montrer la manière du grossissement à force de photographier successivement d'après les négatifs du dessin donné. Le dessin de la figure 27 présente sur le positif le négatif du dessin de la figure 26. Les endroits blancs de la figure 27 répondent aux endroits transparents, et les noirs aux endroits non transparents du négatif de la figure 26.

Fig. 28. — Coupe transversale de la partie dorsale de la moelle épinière d'un homme : gross. 5 fois. La pièce incolore est montée, après le dessèchement, dans le baume de Canada, photographiée par transparence par la lumière monochromatique (rayons jaunes). Ici, en opposition au dessin de la figure 26, la substance grise s'exprime d'une couleur plus claire que la blanche, et c'est pour cette raison que la pièce de la figure 26 a reçu de la coloration d'autres propriétés que la pièce incolore du dessin, fig. 28. La substance grise sur la pièce, fig. 26, devint moins transparente que la substance blanche, tandis que sur la pièce, fig. 28, au contraire, la substance grise reste plus transparente que la substance blanche.

PLANCHE V.

Fig. 1. — Coupe transversale de la moelle épinière d'un cheval, près de la commissure antérieure. La pièce est colorée avec la cochenille et l'acide acétique : gross. $3\frac{5}{18}$.

Fig. 2. — Coupe transversale des cordons antérieurs d'un cheval. Coloration par la cochenille avec l'acide picrique ; *r*, réservoir : $3\frac{1}{18}$.

Fig. 3. — Partie périphérique des cordons antérieurs d'un cheval ; coupe transversale. La pièce est colorée avec la cochenille et l'acide acétique : gross. $3\frac{7}{18}$.

Fig. 4. — Moelle épinière d'un chat empoisonné par le chloral hydraté ; coupe longitudinale des cornes antérieures. La pièce est colorée avec la fuchsine et l'acide picrique : gross. $3\frac{5}{18}$. On remarque dans quelques-unes des cellules que les noyaux ont disparu.

FIG. 5. — Corne antérieure de la moelle épinière d'un chat empoisonné par la nicotine. Coloration d'aniline : 3 $\frac{4}{24}$. Les noyaux des cellules ont un aspect normal.

FIG. 6. — Cellule nerveuse des cornes antérieures de la moelle épinière d'un cheval. Coloration d'aniline : 3 $\frac{7}{5}$. On aperçoit un corps jaune auprès de x (*corpus luteum*).

FIG. 7. — Coupe longitudinale d'un ganglion d'un chien. Coloration d'asphalte avec la térébenthine, après la macération du ganglion dans l'alcool. La pièce est montée dans la glycérine. On aperçoit au-dessus de z une cellule nerveuse avec un prolongement ayant les propriétés d'un tube primitif de la substance blanche : 3 $\frac{5}{18}$.

FIG. 8. — Cellules nerveuses des cornes antérieures de la moelle épinière d'un cheval, cellule émigrée dans les cordons antérieurs. Coloration d'aniline : 3 $\frac{4}{10}$. On aperçoit à côté de x le corps jaune d'une cellule.

FIG. 9. — Cellules nerveuses du ganglion spinal d'un chat empoisonné par la strychnine. Les noyaux ont disparu, et dans la cavité périnucléaire reste une coloration de picrine avec la cochenille, d'où il suit que cette cavité a reçu le faux aspect d'un noyau : 3 $\frac{8}{20}$.

FIG. 10. — Cellules nerveuses d'un ganglion d'un chat empoisonné par la strychnine. Coloration par la cochenille et l'acide picrique. Aspect normal des noyaux des cellules nerveuses.

PLANCHE VI.

FIG. 11. — Cellules nerveuses du ganglion des racines postérieures d'un chat empoisonné par la strychnine. Coloration avec la cochenille et l'acide picrique. L'aspect normal et la réaction photographique du noyau de la cellule nerveuse n.

Fig. 12.—Cornes antérieures de la moelle épinière d'un homme. Coloration par la cochenille et l'acide acétique : gross. 3 $\frac{7}{16}$. On aperçoit auprès de *d* une cellule nerveuse, dont le noyau est muni d'un prolongement et entouré d'une cavité périnucléaire.

Fig. 13. — Cellules nerveuses du ganglion d'un homme mort de typhus. Coloration par la cochenille et l'acide acétique : 3 $\frac{4}{28}$. La plupart des cellules sont dans l'état de pigmentation. On aperçoit, sur les deux cellules qui se trouvent au bout du côté droit, des prolongements des noyaux (*c*).

Fig. 14. — Même chose que sur la figure 13 : gross. 3 $\frac{5}{23}$. Dans une cellule placée au bout du côté gauche (*p*), s'aperçoit un prolongement de noyau. On voit dans plusieurs endroits les noyaux dénudés des cellules. Dans une des cellules, à droite et au-dessous (*s*), on voit un noyau et un nucléole.

Fig. 15. — Coupe transversale d'un ganglion des racines postérieures d'un cheval. Coloration par la cochenille et l'acide acétique. La figure est faite au moyen de l'objectif de Prazmvosky, grossissement jusqu'à 16 fois. On voit des cellules nerveuses entourant les faisceaux des nerfs.

Fig. 16. — Cellule nerveuse de la *formation réticulaire* d'un cheval. Coloration d'aniline orange. Auprès du noyau, marqué d'une couleur foncée, on voit une cavité périnucléaire sous forme d'une zone claire : 3 $\frac{6}{18}$.

Fig. 17. — Cellule nerveuse du ganglion d'un cheval, empoisonné par la strychnine. Pièce humide, sans coloration, montée dans la laque de Dammar : gross. 1 $\frac{7}{31}$. On voit après la disparition du noyau une cavité périnucléaire dans la cellule.

Fig. 18. — Cellule nerveuse de la moelle allongée d'un cheval empoisonné par la strychnine. La coloration par la cochenille et l'acide picrique a donné au noyau (*p*) dans la pièce une couleur violette. On voit la cavité périnucléaire (*q*) : 3 $\frac{7}{16}$.

Fig. 19. — Coupe transversale du ganglion spinal d'un homme. La pièce est préparée après macération dans l'acide chromique colorée par le carmin : $3 \frac{4}{10}$. On remarque partout des cavités formées artificiellement autour des cellules nerveuses (*s*).

Fig. 20. — Cellules nerveuses des olives de l'homme. Coloration d'aniline : gross. $3 \frac{3}{10}$. *m* et *m'*, cellules communiquant entre elles par les prolongements de leurs noyaux.

PLANCHE VII.

Fig. 21. — Coupe transversale des ganglions des racines des nerfs spinaux d'un cheval empoisonné par la strychnine. La pièce est colorée avec la fuchsine et l'acide picrique : gross. $3 \frac{5}{20}$. On aperçoit dans la cellule nerveuse une cavité périnucléaire d'un volume agrandi avec une disparition de noyau (*h*). On voit dans les cellules placées plus bas des noyaux disparus.

Fig. 22. — Coupe longitudinale des cornes antérieures de la moelle épinière d'un cheval. Coloration avec la cochenille et l'acide sulfurique : $3 \frac{4}{20}$. On voit des cellules anastomosées par leurs prolongements de corps.

Fig. 23. — Cellules nerveuses du pont de Varole d'un homme. Coloration avec la cochenille et l'acide acétique : $3 \frac{7}{20}$. On voit dans l'une des cellules une cavité périnucléaire (*k*).

Fig. 24. — Anastomose des cellules nerveuses, au moyen de deux prolongements de corps, des cornes antérieures de la moelle épinière d'un cheval. Coupe longitudinale. Coloration avec la cochenille et l'acide sulfurique : $3 \frac{5}{18}$.

Fig. 25. — Même chose que le précédent. Anastomose de deux cellules au moyen d'un prolongement de corps non ramifié : $3 \frac{4}{24}$.

Fig. 26. — Cellule nerveuse d'une corne antérieure de la moelle épinière d'un renard, empoisonné par la nicotine. Coloration avec la cochenille et l'acide picrique : 3 $\frac{5}{18}$. On aperçoit un noyau avec son court prolongement.

Fig. 27. — Cellules nerveuses de la *formation réticulaire* de la moelle allongée d'un chat, empoisonné par la nicotine. Coloration avec la cochenille et l'acide picrique : 3 $\frac{8}{14}$. Dans l'une des cellules, dans la cellule du milieu, en bas, on aperçoit un long prolongement de noyau se pliant avec le prolongement de corps qui le renferme. On aperçoit dans une cellule de dessus à gauche un prolongement allongé d'un noyau, ainsi que dans une cellule qui se trouvait en dessous.

Fig. 28. — Cellules nerveuses de la *formation réticulaire* de la moelle allongée d'un homme. Coloration de cochenille avec l'acide acétique : 3 $\frac{5}{10}$. Le noyau d'une cellule soulignée d'un demi-rond sur le dessin a un prolongement.

Fig. 29. — Coupe longitudinale des cornes antérieures de la moelle épinière d'un homme. Coloration avec la cochenille. La pièce est faite avec un tissu congelé après une courte macération dans l'acide chromique : gross. 3 $\frac{4}{20}$. *a*, *b*, cellules nerveuses dénudées de névroglie, s'anastomosant au moyen des prolongements de leur corps.

Fig. 30. — De la coupe transversale d'une cavité rhomboïdale d'un cheval. La pièce est colorée avec l'aniline orange : gross. 3 $\frac{8}{18}$. *e*, l'épithélium formant une couche au-dessus de la névroglie.

PLANCHE VIII.

Fig. 31. — Cellules nerveuses des olives inférieures chez l'homme. Coloration avec l'aniline. *z* et *z'*, deux cellules anastomosées par des prolongements de corps ; *z* a un long prolongement de noyau dirigé en haut.

Fig. 32. — Coupe transversale des olives d'un homme. Coloration avec l'aniline : 3 $\frac{5}{12}$. *C*, deux cellules anastomosées par des prolongements de noyau.

Fig. 33. — *Formation réticulaire* de la moelle allongée d'un homme. Coloration avec la cochenille additionnée d'acide acétique : 3 $\frac{5}{10}$. *e* et *e'*, deux cellules nerveuses anastomosées par deux prolongements formant une sorte d'île.

Fig. 34. — *Formation réticulaire* de la moelle allongée d'un cheval, avant la formation des cornes antérieures de la moelle épinière. On voit du côté droit des cellules nerveuses; de *n*, accessorii, dont la petite tige se voit en partie au milieu de la pièce. On aperçoit une substance grise disposée en mailles. La figure est faite avec le grossissement jusqu'à six fois, au moyen de l'objectif photographique de Ross. Coloration avec la cochenille additionnée d'acide picrique.

Fig. 35. — *Formation réticulaire* de la moelle allongée d'un cheval. Coloration avec l'aniline orange ; gross. 3 $\frac{7}{8}$. Substance mixte du tissu nerveux. Mailles de la substance grise des cellules nerveuses, enfermant des tubes de la substance blanche; où l'on aperçoit les cylindres-axes sous forme de petits points sur une coupe transversale.

Fig. 36. — Cellules nerveuses s'anastomosant au moyen des prolongements des corps; de la coupe longitudinale des cornes antérieures de la moelle épinière du cheval : 3 $\frac{4}{24}$.

Fig. 37. — *Substantia nigra.* La pièce est colorée avec l'aniline : gross. 3 $\frac{4}{25}$.

Filet de cellules nerveuses brunes, entourant les faisceaux des racines des *N. trigemini.*

Fig. 38. — Circonvolutions de cerveau d'un chien. Pièce avec les vaisseaux injectés de la substance grise et de la substance blanche en partie, se trouvant dans la partie droite et inférieure du dessin. Coloration avec l'aniline : 3 $\frac{4}{10}$.

Fig. 39. — Du fond de la cavité rhomboïdale d'un homme. Coloration avec l'acide picrique : 3 $\frac{7}{19}$. *n.* corps amylacés ou gélatineux entourés de noyaux de la névroglie.

FIG. 40. — Cellule nerveuse d'un ganglion d'un homme mort de la jaunisse. On aperçoit ici un noyau ayant un long prolongement et deux prolongements courts. Le quatrième prolongement, qui se trouve dans la pièce, ne pouvait pas être en même temps représenté sur le dessin, parce qu'il ne se trouvait pas sur la même surface que les autres prolongements : $3 \frac{8}{20}$. La pièce est colorée avec la fuchsine.

FIG. 41. — Deux cellules nerveuses des cornes antérieures de la moelle épinière s'anastomosant en arc par les prolongements de leur corps : $3 \frac{4}{24}$.

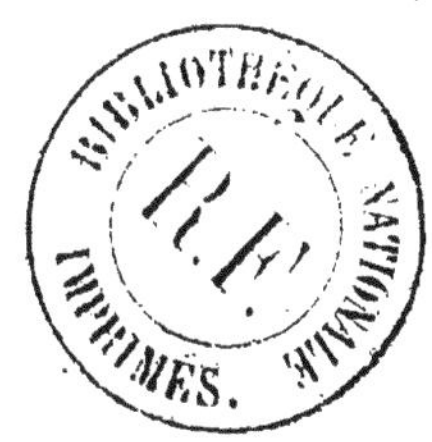

FIN DE L'EXPLICATION DES PLANCHES.

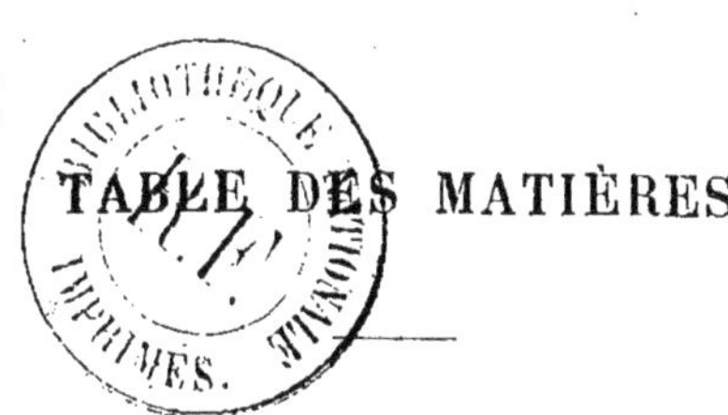

TABLE DES MATIÈRES

PREMIÈRE PARTIE

De la structure des racines des nerfs spinaux.

I

II

DEUXIÈME PARTIE

De la structure du tissu nerveux dans les organes centraux.

FIN DE LA TABLE DES MATIÈRES.

PARIS. — IMPRIMERIE DE E. MARTINET, RUE MIGNON, 2.

www.ingramcontent.com/pod-product-compliance
Ingram Content Group UK Ltd.
Pitfield, Milton Keynes, MK11 3LW, UK
UKHW020450200726
13857UKWH00002B/644

9 782012 934849